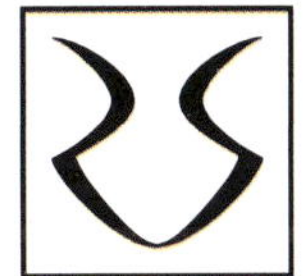

Britta Seger

Paul mittendrin und doch allein?

Autismus-Spektrum-Störung (Aspergersyndrom) im Leben von Jugendlichen und jungen Erwachsenen

Illustrationen von Anika Wilms

VON LOEPER LITERATURVERLAG

Bibliographische Information der Deutschen Bibliothek:
Die Deutsche Bibliothek verzeichnet diese Publikation in der Deutschen Nationalbibliographie; detaillierte bibliographische Daten sind im Internet unter http://dnb.ddb.de abrufbar.

Gehen Sie uns „ins Netz"!
Besuchen Sie uns im Internet unter
www.vonLoeper.de

Gerne senden wir Ihnen kostenlos ausführliche Informationen zu unserem Verlagsprogramm zu und informieren Sie regelmäßig über wichtige Neuerscheinungen zum Thema. (Adresse siehe unten)

Wichtiger Hinweis:
Ausführliche Zusatzinformationen zu diesem Buch, wichtige Links und weiteres Bonus-Material finden Sie im Internet unter
www.vonLoeper.de/Autismus

Originalausgabe
2. Auflage 2020 -7H-0220-dd

Gesamtherstellung und Vertrieb:
Ariadne Buchdienst,
Daimlerstr. 23, 76185 Karlsruhe
Tel. (0721) 46 47 29 0
Fax (0721) 46 47 29 099
E-Mail: Info@vonLoeper.de
Internet: www.vonLoeper.de

ISBN 978-3-86059-275-5

Inhalt

Vorwort

Dieses Buch gibt Einblicke in die Autismus-Spektrum-Störung (kurz: ASS) bei Jugendlichen und jungen Erwachsenen. Einige sehr wichtige Merkmale und Eigenheiten, die beim Autismus vorkommen können, werden in anschaulicher Weise und anhand von konkreten Beispielen erklärt.

Die Autismus-Spektrum-Störung äußert sich sehr facettenreich, daher soll dieses Buch Anregungen und Beispiele in verschiedene Richtungen aufzeigen. Es gibt nicht „den Autisten" und insofern ist die in diesem Buch als Beispiel verwendete Figur „Paul" auch nicht als real existierende Person zu verstehen, sondern er ist als Matrix gedacht. Mit Pauls Hilfe soll dem Leser ein personifizierter Einblick in eine spezielle Denkweise gewährt und das Zusammenspiel von ihm mit seiner Umwelt thematisiert werden. Daneben ist Pauls Aufgabe in diesem Buch zu zeigen, wie ein Miteinanderauskommen vielleicht besser gestaltet werden kann. Menschen mit einer Autismus-Spektrum-Störung verhalten sich manchmal sehr unerwartet und werden, teilweise auch aus dem fehlenden Verständnis heraus, als provozierend, anstrengend oder umständlich empfunden.

Diese Thematik wird hier intensiv beleuchtet, denn das ist eine der Kernproblematiken in der Kommunikation zwischen Autisten und Nicht-Autisten. Kommunikation und Interaktion sind wichtige dynamische Prozesse, die in diesem Buch mit speziellem Blick auf die Autismus-Spektrum-Störung betrachtet werden sollen. Wenn wir verstehen, wie Dinge funktionieren und inwiefern die Verschiedenheit von Menschen auf uns einwirkt, haben wir eine bessere Basis des zwischenmenschlichen Miteinanders. Es geht vorrangig also darum, Verständnis zu wecken und Zukunftsperspektiven zu entwickeln, so dass alle Beteiligten profitieren. Der Lebensweg eines Menschen mit Autismus-Spektrum-Störung ist häufig geprägt von Schwierigkeiten, die ungreifbar erscheinen.

Man geht davon aus, dass die Autismus-Spektrum-Störung von Geburt an vorhanden ist, auch wenn sie bei vielen Betroffenen erst sehr viel später diagnostiziert wird. Die medizinische Zuordnung der verschiedenen Autismus-Diagnosen zu den „Tiefgreifenden Entwicklungsstörungen" (Dilling et al., 2005, S. 281) verdeutlicht, dass es sich um einen gestörten Entwicklungsprozess handelt, der Einfluss auf das ganze Leben hat.

Trotz vieler guter allgemeiner Anlauf- und Beratungsstellen scheinen Menschen mit einer Autismus-Spektrum-Störung oft zu wenig oder keine erfolgreiche Hilfe zu erhalten und bleiben somit für lange Zeit auf sich alleine gestellt. Eine Autismus

Diagnose bezieht sich sehr eng auf die Entwicklung der Emotionalität und der damit verbundenen Prozesse, so etwas ist nicht in dem Sinne „sichtbar" wie andere Beeinträchtigungen. Die Beeinträchtigungen sind oft sehr viel subtiler. Viele Angehörige erleben die Diagnose „Autismus-Spektrum-Störung" als Erleichterung, denn sie klärt zumindest einige der Fragen und bietet neue Wege an.

In diesem Buch werden verschiedene Themenschwerpunkte anhand von exemplarischen Interviews und Beispielen vorgestellt. Verschiedene Bereiche wurden hierfür ausgewählt und näher betrachtet. Autismus ist so facettenreich, dass in diesem Buch nur eine Auswahl der möglicherweise vorkommenden Probleme besprochen werden kann. Da einige autistische Verhaltensweisen und Wahrnehmungseigenheiten nicht nur problematisch, sondern auch von Vorteil sein können, werden am Ende von manchen Interviews oder Beispielen die möglichen Nachteile und die möglichen Kompetenzen gegenübergestellt.

Insofern erhebt auch dieses Buch, wie schon mein erstes Buch „Was ist mit Tom? Geschichten zur Aufklärung über Autismus (Aspergersyndrom) in Kindergarten und Grundschule", keinen Anspruch auf Vollständigkeit. „Tom" richtet sich auf das Erstdiagnosealter Vorschule/Grundschule und die damit verbundene Lebenszeit der Kindheit. Thematisiert wird der Bereich des unteren bis mittleren Funktionsniveaus. Dieses Buch zielt mit „Paul" auf die mittlere bis hohe Funktionsfähigkeit (Erstdiagnosealter ab der weiterführenden Schule) und bezieht Aspekte der Pubertät und des „Erwachsenwerdens" mit ein. Beide Bücher können kombiniert werden, da sie Beeinträchtigungen auf verschiedenen Niveaus und in verschiedenen Lebensphasen beschreiben.

Mein Hauptanliegen ist es, Ihnen als Leser in einfachen Worten und mit anschaulichen Beispielen zu erklären, was es bedeuten kann, wenn jemand in Ihrem Umfeld eine Autismus-Spektrum-Störung hat.

Wissenschaftliche Komponenten und der aktuelle Forschungsstand wurden nicht mit einbezogen. Ich möchte Ihnen nur einen ersten Einblick geben und Sie damit ermutigen sich weitergehend mit diesem Thema auseinanderzusetzen.

Britta Seger
Nettetal, Dezember 2016

Autismus, eine gemeinsame Reise durch asynchrone Welten

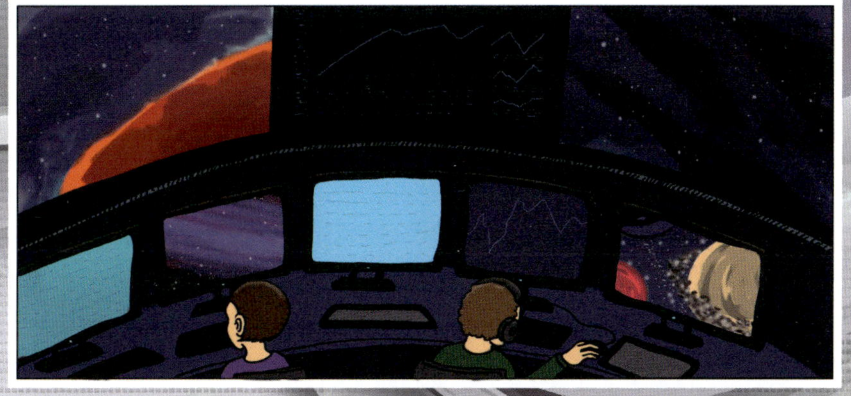

Autismus – Eine Entwicklungsstörung

Zum Thema Autismus gibt es viele Ideen, aber auch Vorurteile und Berührungsängste. Das Spektrum hierzu erstreckt sich von schwerster Behinderung mit Beeinträchtigung der kognitiven Fähigkeiten bis hin zu einer so speziellen Ausprägung, dass diese Menschen jahrelang gar nicht mit einer Autismus-Spektrum-Störung in Verbindung gebracht werden. Gerade die letztgenannte Gruppe hat häufig das Problem, dass sie zwar ihre Alltagsprobleme durchaus wahrnimmt und analytisch betrachten kann, jedoch in Prozessen der Diagnostik, wie auch in der Behandlung (sofern das angestrebt wird) irgendwie „festfährt". Bekommt jemand mit 30 oder 40 Jahren erstmalig eine Entwicklungsstörung attestiert, wirkt das irritierend und wirft die Frage auf, wo das „auf einmal" herkomme. Die Möglichkeit, dass eine Autismus-Spektrum-Störung über einen Zeitraum von 40 Jahren unerkannt vorgelegen haben kann, erscheint verwunderlich. Aber dennoch sind auch solche Fälle bekannt.

In Anbetracht der Tatsache, dass es nur sehr wenige Adressen von Fachkliniken o. Ä. in Deutschland gibt, die eine Autismus-Diagnose bei Erwachsenen überhaupt stellen könnten, muss man sich bewusst machen, was die Betroffenen durchgemacht haben, bis sie endlich an der richtigen Stelle angekommen sind. Sie erhalten dort eine Diagnose, die vielleicht aus ihrer Sicht alles erklärt, aber für große Irritation im Umfeld sorgt.

Allen Autismus-Spektrum-Störungen (welcher Ausprägung auch immer) ist gemeinsam, dass es sich um eine Störung handelt, die neben Wahrnehmungs- und Verarbeitungsproblemen vor allem auch das zwischenmenschliche Miteinander betrifft. Offenbar erleben Autisten und Nicht-Autisten dieselben Situationen sehr unterschiedlich. Interpretationen und Handlungen sind für den jeweils anderen oft nicht nachvollziehbar und ereignen sich in einer nicht abgestimmten Art und Weise. Wichtige Prozesse scheinen nebeneinander zu laufen als hätten sie nichts miteinander zu tun.

Mittlerweile gibt es viele verschiedene Ansätze um Betroffene in der Bewältigung ihres Alltags zu unterstützen. Neben medizinischen Maßnahmen und speziellen Therapien, wird der Fokus auch auf die Aufklärung und Begleitung des Umfeldes gelegt. Bei der Autismus-Spektrum-Störung bewegen wir uns in einem Spannungsfeld zwischen manchmal unüberwindlichen Hürden und wertvollen Kompetenzen. Ein Mensch mit Autismus-Spektrum-Störung braucht dementsprechend einen Arbeitsplatz (schulisches Setting) an dem er weder über- noch unterfordert wird und der sowohl seine Belastbarkeit wie auch seine Kompetenzen und möglicherweise besonderen Fähigkeiten berücksichtigt.

Im Folgenden wird zu der oben beschriebenen Problematik ein anschauliches Beispiel mit der fiktiven Figur „Paul", der an einer Autismus-Spektrum-Störung leidet, beschrieben. So hätte Paul lieber jeden Tag gleich viele Unterrichtsstunden und könnte gut auf Ferien, Feiertage und Wochenende verzichten, da diese ihn immer wieder aus der Bahn werfen. Außerdem würde er gerne sein „Recht auf Bildung" anders umgesetzt sehen, denn konkret bedeutet dies im Alltag für ihn, sich im Unterricht zu langweilen und pubertierende Klassenkameraden ertragen zu müssen. Aus seiner Sicht bietet das Internet ein sehr viel umfangreicheres Bildungsangebot, das sich auch deutlich mehr auf seine persönlichen Interessen anpassen ließe. Die Zusammenkunft mit anderen Menschen ist für ihn eine Herausforderung, die er nicht unbedingt als Bildungsziel betiteln würde. Vielmehr fühlt er sich in sozialen Situationen unwohl, weil er nicht so genau weiß, wie er sich verhalten soll und was von ihm erwartet wird. Seine Erfahrungen sind geprägt von unangenehmen bis hin zu unerträglichen Situationen, die er nicht erfolgreich beeinflussen konnte.

Der soziale Rückzug ist für ihn daher das Mittel der Wahl, denn ihm fehlt eine zuverlässige Strategie, um zum Beispiel aufkommende Konflikte und Spannungen unter Kontrolle zu bringen. Dass Paul durchaus ein Bewusstsein für die Problematik entwickelt hat, zeigt er im folgenden Interview.

Interview

Interviewer: „Was unterscheidet dich von normalen Menschen?"
Paul: „Was genau verstehst du unter ‚normal'?"

Interviewer: „Ok, anders gefragt: Merkst du an irgendwas, dass du dich zum Beispiel anders verhältst als andere?"
Paul: „Ich glaube, ich nehme manche Dinge anders wahr. Man glaubt ja gar nicht, was die anderen alles gar nicht sehen."

Interviewer schaut ermutigend und wartet darauf, dass Paul das näher ausführt.

Paul schaut auf den Boden, für ihn ist die Frage beantwortet.

Paul erkennt in dieser Sequenz, dass seine Wahrnehmung anders ist als die des Interviewers. Er kann dies jedoch nicht weiter ausreichend konkretisieren, um daraus vielleicht eine wirksame Strategie zu entwickeln, die sein Verhalten anpassen und somit die Irritation des Interviewers vermeiden würde. Das Problem der gestörten Kommunikation entsteht unter anderem auch daraus, dass Paul nicht für den Interviewer sorgt. Damit ist gemeint, dass Paul sich nicht ausreichend rückversichert ob seine Informationen für den anderen als Antwort ausreichend waren und verstanden wurden. Hierbei benötigt er Hilfe.

Man sollte dies jedoch sehr differenziert betrachten, denn im Gegensatz zu vielen anderen Menschen kann Paul seine Informationen auf diese Art auf das Notwendigste begrenzen:

Möglicher Nachteil	Mögliche Kompetenz
Schwierigkeiten Gespräche zu beginnen und aufrechtzuerhalten (Smalltalk).	Die Frage wird beantwortet ohne sich in ausschweifenden oder themenfremden Gefilden zu verzetteln.

Aspekte der emotionalen Entwicklung bei ASS

Die emotionale Entwicklung geht bei einem „normalen" Verlauf von bestimmten Grundlagen der Interaktionsfähigkeit eines Menschen aus. Hinzu kommt der Rahmen (Umweltfaktoren), in dem relevante Erfahrungen gemacht werden, die in verschiedenen Stufen der Entwicklung auch eine wichtige Bedeutung für die Entwicklung der Emotionalität haben.

Die Interaktionsfähigkeit steht in Zusammenhang mit der Umwelt und findet wechselseitig statt. Dieser Prozess kann gestört sein, indem beispielsweise die Umwelt nicht ausreichend Teil dieser Wechselseitigkeit ist. So können sich verschiedene Störungen aufgrund von zu wenig Zuwendung und Fürsorge entwickeln (z.B. durch häufige Abwesenheit der Mutter), die diese Wechselseitigkeit normalerweise beinhalten.

Wenn eine Autismus-Spektrum-Störung vorliegt ist es wahrscheinlicher, dass die Interaktionsstörung von Seiten des autistischen Menschen besteht. Von dort ausgehend beeinträchtigt sie die Wechselseitigkeit mit der Umwelt. Das bedeutet konkret, dass die Angebote von außen, obwohl sie passend sind, vielleicht gar nicht oder nur zum Teil angenommen werden können. Auch wenn diese Interaktionsstörung nur von einer Seite ausgeht, kann ein dynamischer und wechselseitiger Prozess nicht aufrechterhalten werden. Die „Gegenseitigkeit" geht verloren und der Kontakt bricht ab.

Betrachten wir beispielsweise die emotionale Lage einer Mutter, die aushalten muss, dass ihr Kind nicht in den Arm genommen werden möchte oder die mit ihrem „Unvermögen das Kind zu beruhigen" konfrontiert ist. Die Störung liegt möglicherweise jedoch nicht in der Art und Weise wie dem Kind Fürsorge angeboten wird, sondern sie besteht darin, dass diese Fürsorge vom Kind nicht angenommen und entsprechend wirksam verarbeitet werden kann.

Ein Dilemma des wechselseitigen Prozesses der Interaktion ist zudem, dass fehlende Informationen durch eigene Ideen und Interpretationen ersetzt werden können. Das Fehlen der Wechselseitigkeit fällt dadurch möglicherweise nicht weiter auf. Wie in dem oben genannten Beispiel wäre es denkbar, dass die Mutter nach Ihren erfolglosen Bemühungen ihr Kind zu trösten zu dem Schluss kommt, dass sie als Mutter versage. Das Problem wird also nahezu unsichtbar, weil der Empfänger (Mutter) das kompensiert, was im Kontakt mit dem anderen fehlt. Die Wechselseitigkeit wird demzufolge nicht als „abebbend" erlebt sondern in inneren Prozessen aufrechterhalten (z.B. durch Schuldgefühle). Dieses innere Aufrechterhalten von

Interaktionsprozessen bleibt häufig unaufgeklärt und kann in der Folge sehr belastende Auswirkungen auf die Familie, wie auch den Betroffenen selbst haben.

Die innere Kommunikation

Menschen mit einer Autismus-Spektrum-Störung sind jeden Tag und in allen sozialen Kontakten damit konfrontiert, dass um sie herum Prozesse ablaufen, die aus ihrer Sicht nicht nachvollziehbar erscheinen. Sie beobachten dabei, dass ihre Mitmenschen irgendwie Teil dieses Geschehens sind und erkennen, dass da etwas zwischen ihnen stattfindet, was ihnen als Autisten verschlossen bleibt. Menschen mit einer Autismus-Spektrum-Störung erleben zwar dieselben Situationen wie ihre Mitmenschen, jedoch betrachten sie alles aus einem anderen Blickwinkel.

Interview

Im Zusammenhang mit inneren Prozessen und Interaktionen stellt Paul folgende Frage:

Paul: „Was tun Sie eigentlich, wenn Sie nicht reden und nicht handeln?"
Interviewer: „Ich denke!"

Paul: „Ich glaube, das unterscheidet uns."
Interviewer: „Heißt das, dass du nicht denkst?"
Paul: „Ich weiß nicht genau."
Interviewer: „Das kann ich mir nicht vorstellen. Also ich denke ständig irgendwas, z. B. über die Sachen die ich sehe oder über das Thema, über das wir uns unterhalten."

Paul: „Ich glaube, das ist bei mir anders."
Interviewer: „Ich schlage vor, wir machen einen Versuch dazu: Wir sagen beide 30 Sekunden lang alles, was uns durch den Kopf geht."

Timer wird auf 30 Sekunden gestellt und es geht los!

Interviewer: „Du hast aber viele Bücher, liest du die alle?, wie sieht dein Schreibtisch aus, hast du die Haare ab, oh nun schaust du mich aber überrascht an, meine Güte wie viele Kabel sind in deinem Zimmer? Draußen ist es schon dunkel, du könntest eigentlich mal Licht machen, der Teppich auf dem Boden könnte mal abgesaugt werden, Die „Was ist Was"-Bücher hatte ich früher auch, so viel Lego und kaum Platz zum Spielen, bist du nicht schon zu groß für Lego?, Oh den Termin morgen darf ich nicht vergessen, Mist, ich muss noch was kopieren, wieso sagst du eigentlich nix, denkst du wirklich nix oder lenk ich dich nur ab? Sind die 30 Sekunden eigentlich um? Ich halt mal den Mund."

Timer piept, die 30 Sekunden sind vorbei.

Paul: „Ich denke definitiv nicht so viel wie Sie."

Ob Pauls Rückschluss, dass er weniger denke als der Interviewer tatsächlich zutrifft oder er schlichtweg abgelenkt war durch das „laut Denken" bleibt an dieser Stelle offen. Das Interview zeigt jedoch, dass Paul sich selbst und andere genau beobachtet um zu erfahren wie seine Umwelt funktioniert. Es zeigt auch, wie schwer es dem Interviewer fällt zu glauben, dass Paul (sollte dies stimmen) viel weniger denkt als er selbst.

Der soziale Kontakt

Manchmal sind Menschen mit einer Autismus-Spektrum-Störung „die stillen Leider", die ihren Leidensdruck nicht nach außen tragen können. So werden ruhige Schüler gerne als „zufrieden" und „integriert" wahrgenommen und erwecken bei Lehrern oft nicht den Eindruck, dass Hilfe oder Unterstützung nötig sein könnte. Das wirkt bei der Einschätzung von beruflichen Perspektiven manchmal sehr widersprüchlich, vor allem wenn der Betroffene Schwierigkeiten hat Alltagsaufgaben wie z. B. Einkaufen selbständig bewältigen kann.

Zu bedenken ist im Hinblick auf ein gestörtes kommunikatives Verhalten auch, dass bei vielen Berufsbildern der tägliche Kundenkontakt eine wichtige Rolle spielt. So z. B.:

- Auftrag des Kunden verstehen und umsetzen (Perspektivenwechsel)
- Telefonieren um Absprachen zu treffen und Fragen zu klären (Kommunikation, Organisation)
- Persönliches Gespräch und Präsentation von Ideen (Selbstdarstellung, Perspektivenwechsel, Präsentation)
- Annehmen von Kritik und Veränderungswünschen, Hilfe bei Entscheidungen (Kommunikation, Perspektivenwechsel, vorausschauende Planung, Einschätzung von z. B. Zeit und Kosten)
- Höfliche Umgangsformen (Einschätzungen im zwischenmenschlichen miteinander)

Auch die Konfrontation mit Gleichaltrigen löst bei Paul einige Schwierigkeiten aus. Da Paul in der Schule nicht negativ auffällt und seine Aufgaben zuverlässig erledigt, wird er von seinen Lehrern als „gut integrierter Schüler" beschrieben. Doch er selbst sieht das ganz anders.

Interview

Interviewer: „Paul, wie fühlst du dich in deiner Klasse?"

Paul: „Ich verstehe nicht, warum die alle so verrückt sind. Die Mädchen lachen oder kreischen den ganzen Tag, die Jungs schubsen und beschimpfen sich. In der Klasse werden Taschentücher und Müll herumgeworfen, so dass wir vor jeder Stunde wieder aufräumen müssen.
Das ist doch total bekloppt, dadurch fängt der Unterricht durchschnittlich 7 Minuten später an und wir verlieren bei 6 Stunden täglich und 2 Vorfällen am Tag in einer Woche 70 Minuten Unterricht. Bei 40 Schulwochen macht das 2800 Minuten, das sind 46,6 Stunden Unterrichtsausfall pro Schuljahr!"

Paul würde dafür plädieren, dass er nicht mehr dazu gezwungen wird am Unterricht in der Klasse teilzunehmen. Nach seiner Einschätzung braucht er diese Form der sozialen Kontakte nicht. Er fühlt sich nicht einsam.

Neben den mit Sicherheit auch auftretenden Grenzüberschreitungen der Mitschüler, kann Paul mit dem „Spiel" das diese untereinander spielen, nichts anfangen. Während die anderen ihre Grenzen austesten und auch erste partnerschaftliche Beziehungen ausprobieren, bleibt Paul außen vor. Er kann und möchte hier nicht mitreden. Dennoch wird ihm gerade in der Phase der Pubertät bewusst, dass er irgendwie anders ist. Paul beschreibt in diesem Zusammenhang häufiges „Unwohlsein". Offenbar bemerkt er vor allem in dieser Phase sehr schmerzlich, Teil eines gesellschaftlichen Geschehens zu sein, in das er irgendwie nicht hineinpasst. Mit den körperlichen Veränderungen hat Paul große Schwierigkeiten, denn er möchte nicht, dass sein Körper anders wird. Doch leider kann er diese Prozesse nicht aufhalten.

Aufgrund dieser Beeinträchtigung kann Paul wichtige Erlebnisse nicht mit seinen Mitschülern teilen. Obwohl sie in der gleichen Lebensphase sind und alle die Veränderungen irgendwie verarbeiten müssen, gehen sie diesen Weg nicht gemeinsam. Seine Eltern hingegen betrachten Paul eigentlich noch eher als „Kind" und thematisieren daher diese Veränderungen nicht. Außerdem gehen sie davon aus, dass er das gemeinsam mit seinen Klassenkameraden erlebt und verarbeitet.

So kommt es, dass Paul in der Phase der Pubertät eigentlich auch nicht genau erklären kann, was da vor sich geht. Er empfindet alles als extrem anstrengend und teilweise auch sehr unangenehm. Paul teilt sich kaum mit und er hat auch keinen Austausch mit Gleichaltrigen.

Wie „verstehen" Menschen mit ASS?

Das Erlernen einer Sprache ist ein komplexer Vorgang in dem ein Kind schon früh lernt, dass Sprache sehr viel mehr als das Benutzen von Worten meint. Säuglinge bringen ihr Umfeld über Lautieren und Schreien mit unterschiedlichen „Melodien" dazu bestimmte Reaktionen zu zeigen. Sie verstehen sich darin auch die nicht sprachlichen Komponenten einzusetzen und bestimmte Signale zu senden. Im Verlauf ihrer Entwicklung begreifen sie, dass Sprache ein adäquates Mittel ist um gewünschte Reaktionen auszulösen. Das Vernetzen solcher Muster kann man beispielsweise bei kleinen Kindern gut beobachten, die ein neues Wort erlernen. Sie probieren dieses plötzlich in verschiedenen Zusammenhängen aus – ob es passt oder nicht erfahren sie durch die Reaktion der anderen. Sie umreißen offenbar die Bedeutung von Worten auf verschiedenen Ebenen, verstehen dass sie Unterschiedliches meinen wenn sie in bestimmten Situationen gesprochen werden und in einem bestimmten Tonfall oder mit Gestik kombiniert werden. Letztendlich lernen sie auch, diese Form der Verständigung für sich zu nutzen, sie also zu beherrschen um sich mitzuteilen.

Menschen mit einer Autismus-Spektrum-Störung haben oft eine veränderte Wahrnehmung. Möglicherweise erkennen sie diese Dynamiken und Zusammenhänge nicht ausreichend; das kann dazu führen, dass sie die Bedeutungen von Worten nur teilweise erfassen oder sie mit einem bestimmten Kontext verknüpfen. Möglicherweise resultiert hieraus das sogenannte „wortwörtliche Verstehen", das meint, die Bedeutung eines Wortes für sich zu nehmen und die anderen Ebenen nicht in die Bewertung einzubeziehen. Informationen die aus allen Ebenen gewonnen werden und den Beteiligten die Möglichkeit geben ein Gespräch zu lenken bleiben im Sinne dieser Betrachtung ungenutzt, bzw. unkontrolliert.

Wortverständnis und Gefühle

Wie unersetzlich das Beherrschen von Interaktionsprozessen auf allen Ebenen ist zeigt sich in den folgenden Beispielen, in denen Paul versucht sich mitzuteilen, dies jedoch an sehr unterschiedlichen Hürden scheitert.
Im folgenden Interview wird deutlich, wie Paul versucht die Hürde des „Small Talks" zu meistern. Auch hier bleibt die Kommunikation im „Frage-Antwort"-Modus und vertieft sich schließlich in immer konkretere Inhalte. Anhand der Fragen ist erkennbar, dass der Interviewer offenbar auch auf der nonverbalen Ebene nicht ausreichend mit Informationen versorgt ist.

Letztendlich verliert sich die Qualität eines Smalltalks auch dadurch, dass Paul die Frage nicht „allgemein" beantworten und dem Gegenüber keinen Raum lässt auch ein Thema einzubringen. Damit kann weder er selbst, noch der andere die „Regeln" oder „Strukturen" eines Small Talks für sich nutzen. Wichtige gegenseitige Abstimmungsprozesse bleiben ungestaltet und veranlassen den Interviewer dazu, immer mehr ins Detail zu gehen um zu verstehen was ihn irritiert und zu erfahren wie es Paul geht.

Interview

Interviewer: „Hallo Paul, Wie geht es dir denn?"
Paul: „Den Umständen entsprechend."
Interviewer: „Welche Umstände meinst du?"
Paul: „Es gab Zeugnisse."

Interviewer: „Ach so, bist du denn zufrieden mit deinen Noten?"
Paul: „Ja, die meisten Noten waren so wie erwartet, aber in einem Fach wollte ich eine Eins haben. Der Lehrer hat mir nur eine Zwei gegeben."

Interviewer: „Eine Zwei ist doch sehr gut…"
Paul unterbricht: „Nein, ‚Sehr Gut' beschreibt eine Eins!"

Interviewer: „Ok, wie geht es dir denn damit, dass du ‚nur' eine Zwei bekommen hast, was fühlst du?"
Paul: „Ich weiß nicht, wie ich das sagen soll, ich hatte eine Eins erwartet. Eine Zwei kann ich nicht akzeptieren."

Interviewer: „Du bist sehr ehrgeizig, vielleicht hat der Lehrer dir die Zwei gegeben, damit du dich zum Schuljahresende noch verbessern kannst. Vielleicht wollte er dich damit motivieren."
Paul: „Ich glaube nicht, dass es damit zu tun hat, was man in Zukunft leisten kann. Eine Note bezieht sich auf die Vergangenheit. Warum sollte es mich motivieren, ungerecht bewertet zu werden?"

Interviewer: „Bist du enttäuscht darüber?"
Paul: „Ich weiß nicht, was du damit meinst."
Interviewer: „Wenn man etwas erwartet, das dann nicht eintritt, fühlt man sich manchmal schlecht. Merkst du sowas?"

Paul: „Ja, ich habe gemerkt, dass ich mich geärgert habe und wütend geworden bin. Ich hatte sogar ein Referat vorbereitet und dem Lehrer angeboten, aber dann war dafür keine Zeit mehr bis zu den Zeugnissen. Deswegen habe ich jetzt keine Eins bekommen. Ich überlege, den Schulstoff des ganzen Jahres vorzuarbeiten, damit er sieht, dass ich alles kann und mich im Unterricht nur langweile. Dann muss er mir eine Eins geben."

Interviewer: „Du würdest also den ganzen Schulstoff vorarbeiten, um nächstes Mal ganz sicher eine Eins zu bekommen?"
Paul: „Ja!"

Interviewer: „Das, was du grade beschreibst, würde ich ‚Enttäuschung' nennen."
Paul: „Das wäre dann ja eine Emotion!"

Kurze Pause …

Paul: „Ich wusste gar nicht, dass es einen Begriff dafür gibt."

Die hier vorliegende Verhaltensweise von Paul zeigt folgende Nachteile und Kompetenzen:

Möglicher Nachteil	Mögliche Kompetenz
Der Ehrgeiz kann über allem stehen und bezieht sich oft auf bestimmte Neigungsgebiete. Die Spannungen, die durch nichterfüllte Erwartungen entstehen, können nur schwer oder gar nicht kompensiert werden.	Paul ist absolut bereit mehr zu leisten, um den Anforderungen gerecht zu werden, sofern ihn die Aufgabe interessiert.

Ableitung von Informationen

Aus Pauls Sicht ist keiner seiner Mitschüler „normal". Aber irgendwie muss man ja trotzdem miteinander auskommen. Paul bleibt gerne für sich, sucht sich in der Pause einen festen Platz auf dem Schulhof und vermeidet, wenn es geht, den Kontakt zu Mitschülern.

Seitdem die Pubertät in seinem Umfeld „ausgebrochen" ist, hat Paul noch mehr Schwierigkeiten als früher. In der Klasse ist es oft laut, vor allem kurze Pausen sind für Paul schwer zu ertragen. Wenn kein Lehrer im Raum ist, fliegen Papierbällchen, Getränkeflaschen und Taschentücher, es wird über Tische und Bänke gelaufen. Besonders abstoßend findet Paul die Tatsache, dass andere offenbar Spaß daran haben, sich gegenseitig zu quälen. Aus seiner Sicht ergibt Gewalt keinen Sinn und deswegen lehnt er das für sich auch konsequent ab. In der Schule ist er jeden Tag „gezwungenermaßen" (wie Paul sagt) Zeuge, wie Mitschüler heftig gemobbt werden.

Paul ist froh, wenn nicht er das Opfer der Attacken ist. Er hat aber auch schon erlebt, dass Klassenkameraden ihn nachmachen oder ihm Aufgaben geben und dann bei der Durchführung auslachen. Paul weiß überhaupt nicht, wie er sich verhalten soll. Er kann zwar zum Lehrer gehen, jedoch hat er Angst, dass es dann schlimmer werden könnte.

Anteilnahme für die Gemobbten zeigt er wenig. Er wünscht sich einfach nur einen ruhigen, geordneten Arbeitsplatz, an dem er seine Aufgaben erledigen kann. Am liebsten zu Hause und ohne andere Menschen.

Die Probleme, die Paul mit anderen Menschen hat, äußern sich sehr unterschiedlich. Besonders schwierig findet er es, wenn ironische Bemerkungen gemacht oder Aufgaben gestellt werden, bei denen man die Fragestellung erst ableiten muss. Paul hat Probleme das zu erkennen, er weiß meist erst hinterher, dass da etwas „zwischen den Zeilen" gestanden haben muss. Darunter fallen leider auch die gut gemeinten „dezenten Hinweise", wie z. B. Augenzwinkern oder Gestikulieren bei Aufgaben in der Schule. Paul deutet so etwas im Allgemeinen nicht als Hinweis, denn seine Wahrnehmung funktioniert anders.

Im folgenden Interview wird gezeigt, wie schwer es Paul fällt einen versteckten Hinweis seiner Lehrerin richtig zu deuten.

Interview

Interviewer: „Paul, du hast im Vokabeltest eine 5 bekommen, wie ist das denn passiert?"

Paul: „Der Test kam überraschend, meiner Meinung nach war er nicht angekündigt."

Interviewer: „Was meinst du mit ‚deiner Meinung nach'?"

Paul: „Die anderen wussten das alle."

Interviewer: „Was hat die Lehrerin denn in der letzten Stunde gesagt?"

Paul: „Sie hat gesagt, wir sollen uns die Vokabeln bis Montag ansehen. Und das hab ich ja auch gemacht, sie hat nicht gesagt ich soll sie lernen."

Interviewer: „Das Wort ‚Test' hat sie wohl nicht benutzt, aber woher wussten die anderen denn, dass ein Test geschrieben werden sollte?"

Paul: „Das weiß ich auch nicht."

Interviewer: „Ich kann mir vorstellen, dass in diesem Satz ein versteckter Hinweis auf den Test steckt. Hast du auf die Mimik geachtet, oder war die Sprachmelodie anders als sonst?"

Paul überlegt.

Fr.
Schaut euch bis Montag die Vokabeln an
!

Mo.
Ein Test?
War doch klar!

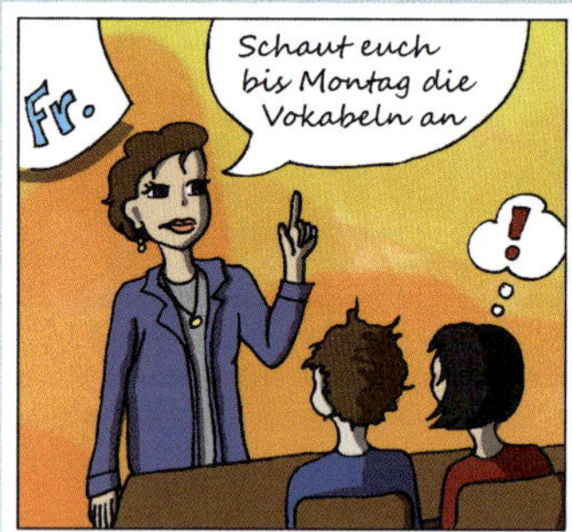

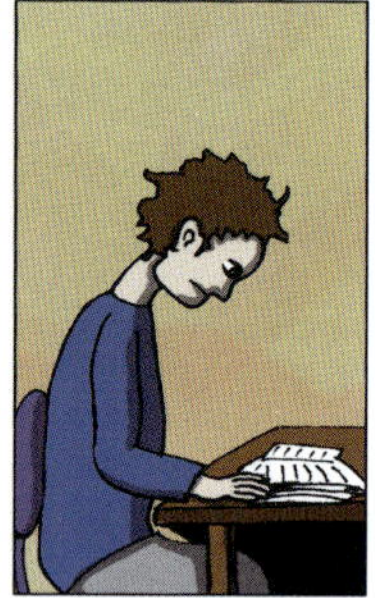

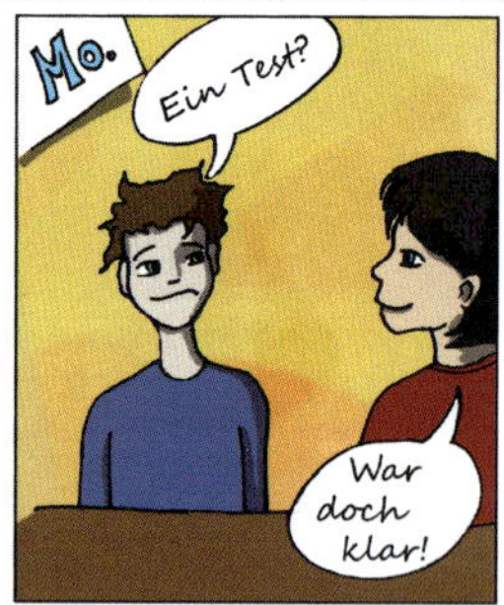

Paul: „Ja, sie hat das ‚bis Montag' sehr merkwürdig betont und den Zeigefinger hochgehoben. Sonst spricht sie das nicht so komisch aus."
Interviewer: „Vielleicht waren die veränderte Sprachmelodie und der Zeigefinger der Hinweis auf den Test."

Hineinversetzen in andere Sichtweisen

Es gibt Anforderungen in der Schule, die Paul nicht erfüllen kann. So schließt er beispielsweise für sich aus, in einer Gesprächsrunde eine Meinung zu vertreten, die nicht seine eigene ist. Ein solcher Perspektivenwechsel bereitet ihm zusätzliche Schwierigkeiten, denn Paul kann sich generell schon nicht gut in andere Sichtweisen hineinversetzen. Den Kompromiss eine „nicht eigene" Meinung aus Übungszwecken zu vertreten, weil beispielsweise gelernt werden soll eine politische Diskussion zu führen, ist für ihn inakzeptabel.

Doch es gibt viele Situationen, in denen es für Paul wichtig ist, verschiedene Perspektiven einzunehmen. So kann es das Deuten von Gedichten betreffen, Probleme beim Vortragen eines Referates bedeuten oder in Rollenspielen, wie zum Beispiel beim Bewerbungstraining, zum Tragen kommen. Die alltäglichen Rollen, wie „Kunde" oder „Patient" können infolgedessen auch betroffen sein.

Besonders beim Arztbesuch kann das Unvermögen eines Perspektivenwechsels problematisch werden. Wenn ein Mensch mit Autismus-Spektrum-Störung die

„Punktlandung“ nicht schafft und in der kurzen Zeit, die der Arzt meist nur zur Verfügung hat, sein Anliegen nicht verständlich machen kann, wie soll dann eine Behandlung erfolgen?

So erging es auch Paul. Im folgenden Beispiel äußerte er vorab den Wunsch auf einen anstehenden Besuch beim Arzt vorbereitet zu werden. Er war schon vor zwei Tagen wegen demselben Leiden dagewesen, musste dann aber unbehandelt wieder gehen. Die Kommunikation zwischen Paul und seinem Arzt war derart schief gelaufen, dass Paul den Eindruck hatte, der Arzt sei am Ende sogar sauer auf ihn gewesen.

Im folgenden Interview wird versucht der fehlgeschlagenen Kommunikation auf den Grund zu gehen, um Missverständnisse beim nächsten Arztbesuch zu vermeiden.

Interview

Interviewer: „Paul, stell dir mal vor wir sind jetzt beim Arzt. Was möchtest du ihm sagen, wenn er fragt, warum du gekommen bist?“
Paul: „Also, als erstes fragt mich der Arzt immer, wie es mir geht und ich sage dann ‚den Umständen entsprechend‘.“

Interviewer: „Achso, und warum sagst du denn ‚den Umständen entsprechend‘?“
Paul: „Wenn ich sage ‚schlecht‘, wäre das ja unhöflich.“

Interviewer: „Wenn du jemanden auf der Straße triffst, der dir diese Frage stellt, ist es unhöflich ‚schlecht‘ zu sagen, aber zum Arzt geht man, damit er eine Krankheit oder ein Problem behandelt. Da ist es in Ordnung ‚schlecht‘ zu sagen.
Wir probieren das mal im Rollenspiel aus. Ich bin der Arzt und du versuchst mal, der Wahrheit entsprechend zu antworten: Hallo Paul, wie geht es dir?“
Paul: „Mir ist grade sehr warm und die Sonne blendet mich.“

Interviewer: „Hast du auch Kopfschmerzen?“
Paul: „Nein!“

Interviewer: „Tun dir die Augen weh?“
Paul: „Nein!“

Interviewer ratlos. (Pause)

Interviewer: „Bist du hergekommen, weil dir so warm ist?"
Paul: „Nein!"

Interviewer (noch ratloser): „Paul, wenn ich dich frage, wie es dir geht, möchte ich eigentlich gerne wissen, warum du hergekommen bist. Also, warum bist du hergekommen?"

Meine Mutter hat den Termin gemacht, damit Sie sich mal meinen Fuß ansehen.

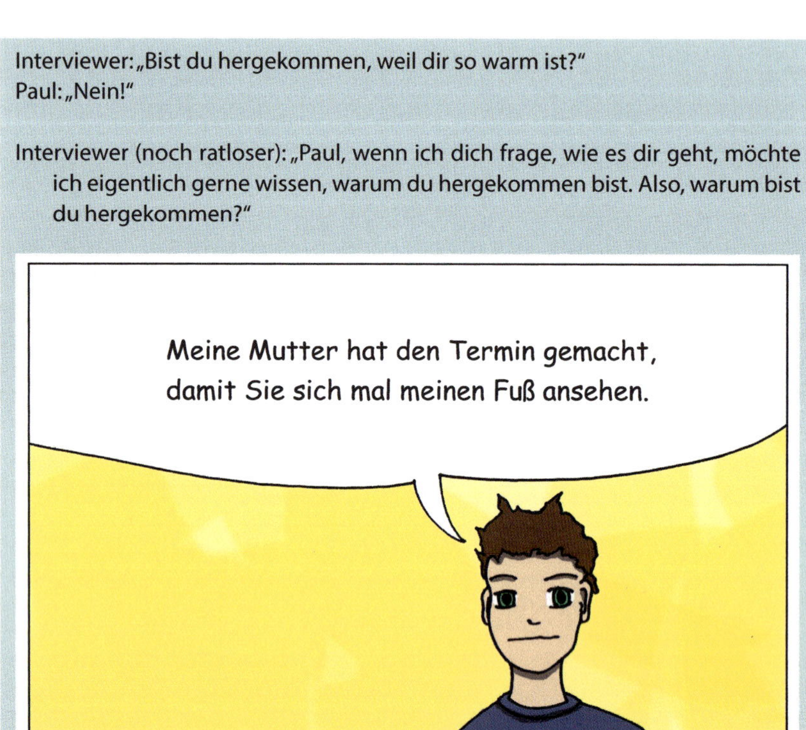

Aus diesem Interview wird ersichtlich, dass Paul nur ganz konkret gestellte Fragen vom Arzt zufriedenstellend beantworten kann. Doch das stellt den Gesprächspartner oft vor eine große Herausforderung, besonders wenn er unter Zeitdruck steht. Um den nächsten Besuch beim Arzt für Paul zu erleichtern könnte man einen Stichwortzettel anfertigen. Hier werden die möglichen Fragen des Arztes aufgelistet und die darauf erwartete Antwort bzw. Handlung von Paul.

Mögliche Fragen	Antworten/Handlungen
Wie geht es dir? Warum bist du hergekommen? Wo drückt der Schuh? Was kann ich für dich tun?	Mein Fußnagel sieht komisch aus (grün und blau).
Mach mal den Fuß frei. Darf ich mal sehen?	Strumpf ausziehen und Stelle zeigen.
Was ist passiert? Wie ist das passiert?	Frage nach dem Hergang, wodurch wurde die Verletzung hervorgerufen? z. B.: Eine Kiste fiel mir auf den Fuß.
Wann ist das passiert? Hast du das schon lange?	Seit ca. 1 Woche vorhanden.

Notizen, die sich Paul beim Arztbesuch machen sollte:

Wie soll der Fuß behandelt werden?

....

....

....

....

....

Kontrolltermin am:

....

Wie erleben Menschen mit ASS das zwischenmenschliche Miteinander?

Eine gelungene zwischenmenschliche Beziehung verlangt von uns das Einhalten bestimmter Regeln und Normen. Es wird erwartet, dass wir unsere Aufmerksamkeit auf andere richten und uns für ihre Belange interessieren. Gleichzeitig gibt es Dinge, für die man sich besser nicht allzu sehr interessieren sollte, weil sie andere in eine peinliche Lage bringen könnten. Für Menschen, die Schwierigkeiten haben die Perspektive eines anderen einzunehmen, ergibt sich daraus ein Problem: Wie sollen sie wissen, was man besser nicht sagen, tun oder erfragen sollte?

Begegnen wir einem Menschen, der beispielsweise Akne im Gesicht hat oder sehr dick ist, so würden wir ihn wahrscheinlich nicht darauf ansprechen oder ihm eine Frage dazu stellen. Wir wissen, dass das seine Gefühle verletzen könnte und schützen ihn, indem wir „höflich schweigen". Hierbei unterscheiden wir allerdings, welche Bedeutung diese Person für uns hat. Ist es jemand, den wir gar nicht leiden können und der zudem keinerlei Macht über uns hat werden solche Auffälligkeiten manchmal absichtlich und mit dem Ziel des Mobbens benutzt. Diese Bedeutung hat also Einfluss auf unsere Absichten und unser Handeln.

Für Menschen mit einer Autismus-Spektrum-Störung ist diese Intention jedoch kaum zu erkennen. Für sie ist in vielen Situationen nicht zu unterscheiden, ob es sich um absichtliche Kränkung oder normale Konversation handeln könnte. Im Falle der Akne handelt es sich aus Sicht eines Autisten vermutlich um eine „Besonderheit", denn etwas weicht ab. Es erfordert eine emotionale Bewertung um zu wissen, ob es sich dabei um eine Besonderheit handelt, die man erwähnen sollte oder um eine, zu der man „höflich schweigt". Eine solche Entscheidung stellt eine große Herausforderung dar, zu der es keine funktionierende Regel gibt.
Das ist ein Dilemma für den Betroffenen, denn so hat er keine Chance richtig zu handeln. Solche Einschätzungen begegnen uns in allen sozialen Kontakten.

Begrüßung

Die richtige Begrüßung hängt vom Kontext ab und davon, wie viel Intimität wir mit unserem Gegenüber teilen. Das Maß der Intimität wiederum ist eine emotionale Einschätzung.

Folgende Varianten werden in zwischenmenschlichen Beziehungen als Begrüßungsritual regelmäßig eingesetzt: Es wird die Hand gegeben, in den Arm genommen, die Hand gehoben, gewunken, auf die Schulter geklopft, über den Rücken gestreichelt, über die Haare gestrichen oder auch ein Küsschen gegeben.

Woher soll nun ein Mensch mit einer Autismus-Spektrum-Störung wissen, welche Begrüßung in welcher Situation angemessen ist oder sogar erwartet wird? Mit Hilfe verschiedener Trainingseinheiten können Autisten lernen solche Situationen besser zu meistern.

Wenn sie wissen auf was es ankommt, können sie entsprechende Regeln aufstellen, wie zum Beispiel: „Familienmitglieder nimmt man zur Begrüßung in den Arm." Das ersetzt jedoch nicht die Intuition und das Einschätzen der Intimität. Das erlernte Begrüßungsverhalten kann unpassend, peinlich und unhöflich sein, wenn man auf eine Ausnahmesituation trifft. Und davon gibt es sehr viele.

Beispiel

Paul hat schon oft beobachtet, wie sich Menschen untereinander begrüßen und er weiß, dass es dabei große Unterschiede gibt. Eine Regel, die Paul für sich gefunden hat ist die, dass man sich gegenüber einem Erwachsenen respektvoll verhält, wenn man ihn persönlich begrüßt. Leider hatte ihm niemand gesagt, dass eine respektvolle Begrüßung auch vom Ort oder der Situation abhängig sein kann. Pauls Nachbar fühlt sich überhaupt nicht respektvoll behandelt als Paul ihn zufällig bei einem Restaurantbesuch auf der Herrentoilette trifft und ihm zur Begrüßung auf die Schulter klopfen möchte. In einer solchen Situation muss das Schamgefühl anderer respektiert und Abstand eingehalten werden.

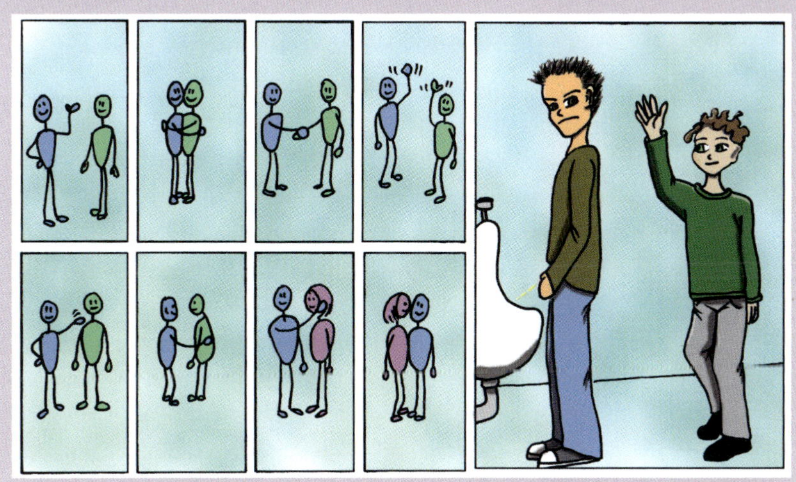

Für Paul ist oft nicht vorhersehbar, wann und warum sein Verhalten richtig ist oder auch Anlass zu Kritik gibt. Also liegt es nahe, dass er versucht solchen Situationen wenn möglich aus dem Weg zu gehen.

Abstand zu Personen einhalten

Abstand zu fremden Personen

In verschiedenen Situationen halten wir auch unterschiedlich viel Abstand zu anderen Menschen. Wie genau welcher Abstand gewählt wird, hängt wiederum von verschiedenen Faktoren ab. Dazu zählen beispielsweise die räumlichen Gegebenheiten oder wie nahe wir jemandem in emotionaler Hinsicht stehen.

Daraus entsteht nicht immer ein Problem, denn Räume sind vielleicht schon vorstrukturiert oder es wird einem ein Platz zugewiesen, bevor man etwas entscheiden muss. Deswegen fällt es dem Umfeld eines autistischen Menschen manchmal gar nicht auf, dass dieser damit Probleme haben könnte. Für Situationen, die häufig vorkommen, hat der Betroffene vermutlich eine Lösung gefunden, die funktioniert. In veränderten oder neuen Situationen jedoch verhält er sich unerwartet unpassend, weil er für diese Variante noch kein Handlungsrepertoire hat. Aber auch Veränderungen in den Umgebungsbedingungen können dazu führen, dass das bisher gut funktionierende Handlungsrepertoire auf einmal versagt.

Beispiel

Paul nutzt regelmäßig die öffentlichen Verkehrsmittel bis zu dem Tag, an dem er völlig unerwartet von einer Frau beschimpft wird. Auf der Suche nach der Ursache ermittelt Paul alle Bedingungen dieser Fahrt und Abweichungen zu anderen Fahrten in denen er nicht beschimpft worden war. Nach sorgfältiger Analyse gelingt es ihm eine Frage dazu zu formulieren:

„Darf man sich im Zug neben eine fremde Person setzen, wenn sie der einzig andere Fahrgast ist?"

Im Zug sind alle Plätze öffentlich, das bedeutet, jeder darf sich hinsetzen wohin er will. Wenn man die Menschen beobachtet, kann man jedoch feststellen, dass immer direkt der Platz neben einem Fahrgast freigelassen wird. Erst wenn keine andere Sitzmöglichkeit mehr besteht, füllen sich die restlichen Plätze.

Doch warum ist das so?

Es gilt als unhöflich, wenn der ganze Zug leer ist und sich jemand genau neben den einzigen Fahrgast setzt. Dieser fragt sich möglicherweise, was der Zugestiegene von ihm will; er könnte sich bedrängt fühlen und eventuell Angst haben. Das ist eine emotionale Wertung. Dadurch, dass der Zug bis auf den einen Fahrgast leer ist, findet eine Einschätzung/Bewertung nach anderen Kriterien statt, als wenn der Zug voller gewesen wäre.

Paul war das noch nie aufgefallen. Erst als ihn jemand im Zug beschimpft, wird ihm bewusst, dass es sich offenbar um ein Fehlverhalten handelt, wenn er sich in einem leeren Zug direkt neben den einzigen Fahrgast setzt. Er wird als „aufdringlich" empfunden, weil er über diese Konvention nicht informiert war. Ihm erscheint es, dass er alles so wie immer gemacht hat. Daher braucht er auch einige Zeit, um überhaupt eine Frage zu diesem Ereignis formulieren zu können. Er muss erst einmal analysieren, was bei dieser Zugfahrt anders war als sonst. Paul hatte sich als großgewachsener junger Mann in einem fast komplett leeren Zug kommentarlos neben eine ältere, zierliche Dame gesetzt und ihr dadurch offenbar Angst gemacht.

Es gilt als Ausdruck des Respektes gegenüber anderen, sich „richtig" zu verhalten. Paul muss dazu allerdings auch eine konkrete Idee haben, wie unser Handeln bei anderen ankommt, dafür sind die Möglichkeit zum Perspektivenwechsel und ein Handlungsrepertoire nötig.

Abstand zu bekannten Personen

Das Einschätzen des richtigen Abstandes zu Mitmenschen stellt eine große Herausforderung für Menschen mit einer Autismus-Spektrum-Störung dar. Das betrifft nicht nur unbekannte Menschen sondern vor allem auch diejenigen, mit denen er regelmäßig im Alltag zu tun hat. Da bei Vorliegen einer ASS meist auch das „Spiel" nicht als „Als-Ob"-Situation erlebt werden kann, kommt Paul immer wieder in schwierige Situationen in denen die Situation plötzlich eine unerwartete Wende für ihn nimmt.

Beispiel

In einer Schulpause spielt Paul mit Mitschülern Fangen. Er ist an der Reihe und fängt ein Mädchen. Weil sie sich losreißen will, hält er sie noch mehr fest. Ihm ist dabei nicht bewusst, dass er sie „zu lange" und „zu fest" hält. Sie fühlt sich sehr bedrängt und wird wütend. Die anderen Mädchen eilen ihr zur Hilfe und es kommt zum Handgemenge. Paul ist sauer, denn die Mädchen fangen plötzlich an, ihn zu schlagen. Den Übergang vom Spiel zum Ernst hat er nicht mitbekommen.

Den Mädchen ist das so unangenehm, dass sie dieses Ereignis mit dem Klassenlehrer besprechen. Paul muss daraufhin die folgenden Pausen beim Lehrer verbringen. Er hat zwar verstanden, dass er etwas falsch gemacht hat; doch sein Dilemma ist, dass er nicht weiß, wie er es das nächstes Mal richtig machen kann. Er fühlt sich sehr schlecht, weil alle sauer auf ihn sind.

Die hier vorliegende Verhaltensweise von Paul zeigt Nachteile, aber auch Kompetenzen:

Möglicher Nachteil	Mögliche Kompetenz
Es gibt zahlreiche Möglichkeiten sich falsch zu verhalten, jede Variation der Situation kommt dafür in Frage. Problem für berufliche Perspektiven!	Sagt man Paul, was er nicht machen sollte, kann er sich konsequent daran halten und setzt es dann auch nicht zur Provokation ein.

Einschätzung der Gefühlslagen anderer

Einschätzungen, die den emotionalen Bereich betreffen, sind sehr komplex. Hier bietet sich ein facettenreiches Bild in der Erscheinung, wie auch in den Erwartungen an andere. Der Umgang mit Gefühlen anderer, sowie den eigenen ist ein höchster Akt der Feinabstimmung zwischen Menschen. Mimik, Gestik, Körperhaltung wie auch die Dynamik all dieser Dinge untereinander sind ausschlaggebend für die „richtige" Interpretation der Gefühlslage des anderen. Auf dieser Basis entscheiden wir über Verhalten und berücksichtigen die Erwartungen anderer.

Beispiel

Marie ist traurig, weil ihre Oma gestorben ist. Sina tröstet sie.

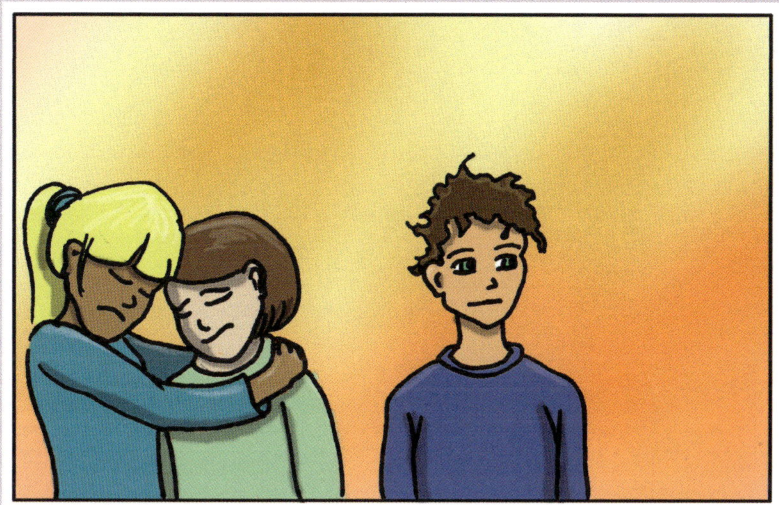

Paul kommt zu dieser Situation hinzu. Er stellt fest, dass sich Marie und Sina heute anders verhalten als sonst und ahnt, dass ihm diese Situation Schwierigkeiten einbringen kann. Es gelingt ihm nicht anhand seiner Beobachtungen zu verstehen, dass hier jemand aufgrund eines schlimmen Ereignisses getröstet wird. Obwohl Paul grundsätzlich gut in der Lage ist zu trösten, so fehlt ihm doch die Ableitung aus der Situation heraus, um zu wissen, was nun zu tun ist. Er hat also das benötigte Handlungsrepertoire zur Verfügung, aber es kommt nicht zum Einsatz, weil Paul die Aufforderung „tröste Marie" nicht ableiten kann.

Da er nicht weiß, wie er sich verhalten soll, beschließt Paul lieber wegzugehen. Er glaubt, dass er dann zumindest nichts falsch machen kann. Wegen der fehlenden Einschätzung vermeidet er lieber Handlungen, die unpassend sein könnten.

Was Paul in diesem Beispiel aber nicht beachtet ist, dass das Weinen eine Signalwirkung auf andere Menschen hat, mit dem Ziel in Kontakt zu treten. Daran geknüpft ist die Erwartung von Hilfe und/oder Anteilnahme. Paul ist darauf angewiesen, dass ihm eine solche Erwartung verbal mitgeteilt wird. Doch das geschieht nicht. Die Strategie des „Vermeidens unpassender Handlungen" bewirkt genau das Gegenteil von dem, was Paul eigentlich wollte. Er wollte nichts falsch machen, weil er mit Marie und Sina gut auskommt.

Als Paul weggeht passiert nun Folgendes:

Interpretation:
Sina (denkt): „Paul ist echt gemein, Marie war immer nett zu ihm und hat ihn sogar in der Klasse gegen andere verteidigt. Jetzt, wo sie mal traurig ist, geht er einfach weg."

Erwartung:
Marie (denkt): „Er hätte wenigstens mal fragen können, was los ist und ein bisschen Mitgefühl zeigen können."

Paul (denkt): „Das hat gut funktioniert wegzugehen, so können Sina und Marie nicht sauer auf mich sein."

Reaktion:
Sina und Marie finden Pauls Verhalten unmöglich und sind sauer auf ihn. Sie glauben, dass Paul nur an sich denkt.

Paul versteht nicht, was das Problem ist und beschließt zu warten bis „Gras über die Sache" gewachsen ist. Das hat in vielen anderen Situationen auch schon geklappt. Eine Idee, was hier falsch gelaufen sein könnte, hat er nicht und infolgedessen kann er auch keine Konsequenzen für die Zukunft daraus ziehen.

Emotional-sprachlicher Ausdruck

Abgesehen von einer möglichen fehlenden Aufforderung kann jedoch auch generell die Art und Weise des emotionalen Ausdrucks betroffen sein. Das kann schlimme Auswirkungen haben, wenn ein Mensch mit Autismus-Spektrum-Störung beispielsweise ein dramatisches Ereignis mitteilt, ohne dass für andere eine emotionale Beteiligung erkennbar ist. Wird z. B. ein Todesfall nur als sachliche Information mitgeteilt, ohne dass die entsprechenden emotionalen Hinweise gezeigt werden, weiß der Zuhörer nicht, ob das tatsächlich wahr ist. Er erwartet, dass eine solche Information mit persönlicher Betroffenheit einhergeht und hat eine Vorstellung davon, wie diese auszusehen hat (Gesichtsausdruck, Stimmlage, Körperhaltung). Vielleicht denkt er entweder, dass die Information wahrscheinlich nicht wahr sein kann, oder er fragt sich, ob der Mensch, der es mitteilt „gefühlskalt" ist. In jedem Fall ist das Fehlen des emotionalen Ausdrucks gerade bei solchen Informationen extrem irritierend.

Bei einer Autismus-Spektrum-Störung kann außer dem Fehlen aber auch ein unpassender emotionaler Ausdruck eingebracht werden, wie das folgende Beispiel zeigt.

Beispiel

Während eines Familienfestes wird Paul von seinen Eltern heftig zurechtgewiesen. Er reagiert mit Lachen. Die Eltern werden immer wütender, sie fühlen sich provoziert und nicht ernst genommen.

Aus dieser Wut heraus bekommt Paul harte Konsequenzen zu spüren. Im Klärungsgespräch am nächsten Tag fragt Paul verzweifelt, warum alle glaubten, er habe die Zurechtweisung als „lustig" empfunden. Ihm war in keiner Weise bewusst, dass sein Gesichtsausdruck wie „Lachen" ausgesehen und damit die heftige Reaktion bei seinen Eltern ausgelöst hatte. Paul beschreibt sein Erleben der Situation als extrem gestresst und ängstlich, er habe gar nicht mehr gewusst was er tun solle.

Es ist enorm wichtig, sachliche Informationen mit den richtigen emotionalen Botschaften zu verknüpfen, damit sie auch von anderen verstanden werden können. Doch bei Paul ist das nicht gegeben und das beeinträchtigt die Kommunikation erheblich. Derartige unpassende emotionale Botschaften lenken manchmal sogar in die gegenteilige Richtung. Darunter leidet das Gespräch zwischen Paul und seinen Kommunikationspartnern und ihm gelingt es auch nicht wirklich diesen Konflikt zu lösen.

Wörtliches Verstehen von Aufträgen

In welcher Weise wir unsere alltägliche Kommunikation mit Informationen anreichern, ist den meisten Menschen gar nicht bewusst. Emotionale Botschaften können den sachlichen Inhalt nicht nur total verändern, sondern zum Beispiel auch Begrifflichkeiten in ihrer Bedeutung ausdehnen. Das erfordert die Fähigkeit des Ableitens und des Einbeziehens des gesamten Zusammenhangs bei der Bewertung von Informationen.

Beispiel

Paul bekommt den Auftrag, ein Plakat zu einem bestimmten Thema zu erstellen. Anhand von guten und schlechten Beispielen wird gezeigt, wie das Plakat gestaltet werden soll. In diesem Zusammenhang weist die Lehrerin ausdrücklich und mehrfach darauf hin, dass auf keinen Fall einfach aus einer bekannten Online-Enzyklopädie kopiert werden darf.

Paul kopiert in der Annahme das Kopierverbot gelte nur für diese bestimmte Online-Enzyklopädie, aus einer ähnlich aufgebauten Plattform und gestaltet sein Plakat mit dem ausgedruckten Material. Als die Plakate vorgestellt werden, wird schnell deutlich, dass es sich um kopiertes Material handelt.

Die anschließende Auseinandersetzung mit seiner Lehrerin droht zu eskalieren, weil Paul keinerlei Einsicht zeigt. Vielmehr ist er der Überzeugung, er habe die Anweisung genau befolgt und den Auftrag richtig erfüllt.

Er hatte nicht verstanden, dass gemeint war, er solle Texte selbst formulieren und nicht einfach aus dieser oder einer ähnlichen Online-Enzyklopädie kopieren. Aus seiner Sicht hat die Lehrerin falsch gehandelt, denn sie hat den Auftrag falsch formuliert. Paul fühlt sich ungerecht behandelt und versteht nicht, warum er nun Ärger dafür bekommt, wenn doch die Lehrerin einen Fehler gemacht hat.

Die Lehrerin versteht nicht, warum Paul trotz mehrfacher ausdrücklicher Ermahnungen und allerdeutlichster Hinweise einfach Texte kopiert. Sie fühlt sich provoziert, zumal Paul auch in keiner Weise von seinem Standpunkt abweicht und sich krampfhaft daran festhält, dass nur diese bestimmte Online-Enzyklopädie von der Lehrerin genannt wurde. Die Vorstellung, dass der Schüler einen solchen Auftrag wirklich derart missverstehen kann, empfindet die Lehrerin als unwahrscheinlich. Sehr viel wahrscheinlicher ist es aus ihrer Sicht, dass der betreffende Schüler aufgrund der beginnenden Pubertät seine Grenzen austestet und entsprechend konsequent behandelt werden muss.

Was Paul Angst macht, ist die Tatsache, dass er nicht ausschließen kann, dass so ein Fehler nochmal passiert. Er kann die Fehlerquelle nicht beseitigen, denn das Ableiten von Informationen ist bei ihm mitbetroffen. Seit diesem Vorfall ist er bei jeder neuen Aufgabe mit Plakaten enorm angespannt.

Die hier vorliegende Verhaltensweise von Paul zeigt Nachteile, aber auch Kompetenzen:

Möglicher Nachteil	Mögliche Kompetenz
Dass die Informationen wortwörtlich so verstanden werden, können sich die meisten gar nicht vorstellen. Missverständnisse sind daher vorprogrammiert. In solchen und ähnlichen Situationen werden Autisten oft damit konfrontiert, dies mit Absicht oder zur Provokation so gemacht zu haben.	Der Auftrag wird genau so erfüllt, wie er gestellt wurde. Es werden keine eigenen Bedeutungen oder Ziele hineininterpretiert.

Wie erleben Menschen mit ASS Alltagssituationen?

Menschen mit einer Autismus-Spektrum-Störung erleben tagtäglich viele Alltagssituationen in denen die Besonderheiten ihrer Wahrnehmung eine große Rolle spielen und leider häufig auch an auftretenden Missverständnissen und Konflikten beteiligt sind. Sehr häufig ist die Gesamtübersicht einer Situation dadurch betroffen, dass z. B. Störungen in der Sinnverknüpfung vorliegen oder die Verarbeitung der Reize nicht reibungslos funktioniert. Mit dem Bereich der Sinnverknüpfung ist gemeint, dass alle Informationen, die in einer Situation über die Sinne gesammelt werden, zusammengeführt und miteinander verarbeitet werden. Geschieht dies nicht, können Fehleinschätzungen und Verzögerungen auftreten. Diese Fehleinschätzungen und Verzögerungen können sogar gefährlich werden, sobald sie in Situationen vorkommen, in denen eigentlich schnell gehandelt werden muss.

So kann es vorkommen, dass auch Warnsignale nicht erkannt und auf einen selber bezogen werden, weil die Verarbeitung der Reize nicht dazu führt, sich „gemeint" zu fühlen.

Besonderheiten der Wahrnehmung

Menschen mit einer Autismus-Spektrum-Störung bemerken manchmal nicht, was um sie herum passiert. Dadurch können sie leichter in schwierige Situationen geraten.

Beispiel

Im nachfolgenden Bild geht Paul über die Straße. Da es für ihn sehr anstrengend ist, alles im Blick zu behalten, konzentriert er sich auf ein kleines Detail in einem Fenster. Das Klingeln des Radfahrers und das Rufen eines Beobachters bezieht er nicht auf sich. Er kann den gesamten Kontext der Situation nicht erkennen. Da sich Paul nicht angesprochen fühlt, bleibt auch die Reaktion auf die herannahende Gefahr aus und es kommt zum Zusammenstoß mit dem Radfahrer.

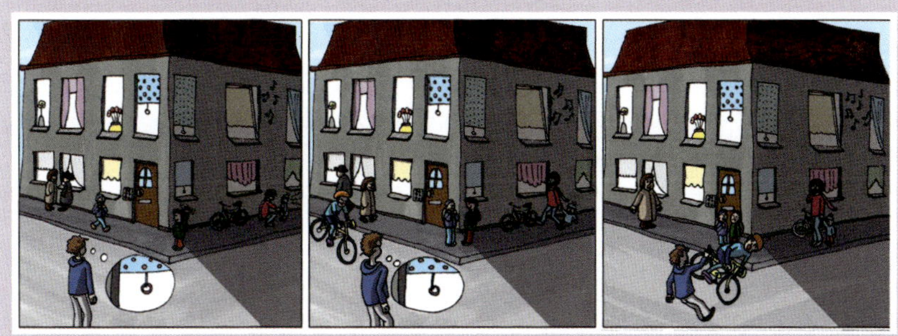

(In diesem Beispiel wird davon ausgegangen, dass der Radfahrer Vorfahrt hat.)

Die hier vorliegende Verhaltensweise von Paul zeigt Nachteile, aber auch Kompetenzen:

Möglicher Nachteil	Mögliche Kompetenz
Die Situation wird nicht im Kontext betrachtet und dementsprechend werden Informationen nicht auf sich bezogen. Das wird jedoch aus dem Umfeld erwartet und kann Konfliktpotenzial bergen.	Paul nimmt Details wahr, die anderen gar nicht auffallen würden. Seine Wahrnehmung wird möglicherweise weniger gefiltert und kann daher auch eine sehr nützliche Kompetenz darstellen.

Je nachdem wen die Beobachter des Geschehens als Verursacher dieses Unfalles ansehen, kann es passieren, dass Paul nun auch noch damit konfrontiert wird, nicht richtig gehandelt zu haben. Vermutlich hat er sich selbst sehr erschrocken, weil für ihn der Zusammenstoß nicht vorhersehbar war.

Vielleicht hat er den Radfahrer auch noch gesehen, ist dann aber z. B. wie angewurzelt stehen geblieben, so dass der Radfahrer nicht mehr ausweichen konnte.

Die hier vorliegende Verhaltensweise von Paul zeigt Nachteile, aber auch Kompetenzen:

Möglicher Nachteil	Mögliche Kompetenz
Konfrontation mit der Nichterfüllung von Erwartungen.	Solche Erfahrungen können bei Paul den Impuls auslösen, das vorhandene Problem durch sehr innovative Ideen zu lösen.

Das Umfeld erwartet gewisse Reaktionen oder Verhaltensweisen. Wenn diese ausbleiben, wirkt das sehr irritierend. So hat der Radfahrer vielleicht erwartet, dass Paul Blickkontakt aufnimmt, um sich nonverbal darüber zu verständigen wer welchen Weg nimmt. Diese Kompetenz nutzen wir in vielen unklaren Verkehrssituationen ohne darüber nachzudenken. Im Straßenverkehr basieren Regeln teilweise auf genau dieser Abstimmungsfähigkeit (z. B. auch am Zebrastreifen).

Paul ist in solchen Situationen manchmal nicht in der Lage, notwendige Absprachen auf diese Art zu treffen oder zu verstehen. Das könnte mit einer veränderten Wahrnehmung und/oder Verarbeitung der Sinneseindrücke zusammenhängen.

Die hier vorliegende Verhaltensweise von Paul zeigt Nachteile, aber auch Kompetenzen:

Möglicher Nachteil	Mögliche Kompetenz
Fehlende nonverbale Abstimmung in unklaren Situationen kann zu erhöhter Unfallgefahr beitragen.	Paul nimmt solche Vorfälle sehr ernst und versucht diese durch Handlungsalternativen, wie zum Beispiel nur noch an der Ampel über die Straße zu gehen, zu vermeiden.

Hürden bei der Einschätzungsfähigkeit

Alles was wir sehen, hören, fühlen, riechen und schmecken wird im Gehirn verarbeitet. Die Sinne geben Informationen weiter und diese werden im Gehirn abgeglichen und verarbeitet. Vielleicht können wir vor allem auf Basis solcher Verknüpfungen Situationen überhaupt erst einschätzen.

Wenn wir z. B. eine Straße überqueren wollen, dann sehen und hören wir wie schnell ein Auto sich nähert. Wir können die Veränderung der Größe und die zunehmende Lautstärke abgleichen und einschätzen, ob wir es noch vor dem Auto auf die andere Straßenseite schaffen. Dazu sollten wir aber auch noch wissen, wie schnell wir uns selbst bewegen können und müssen, um sicher an der anderen Seite anzukommen. Die Einschätzung erfolgt also aufgrund verschiedener äußerer wie auch innerer Faktoren. Informationen über das Auto werden mit den Informationen, die wir über unseren eigenen Körper haben, verarbeitet. Beachtet wird hierbei die Geschwindigkeit und Koordination des eigenen Körpers im Verhältnis zum näher kommenden Auto und der fortschreitenden Zeit.

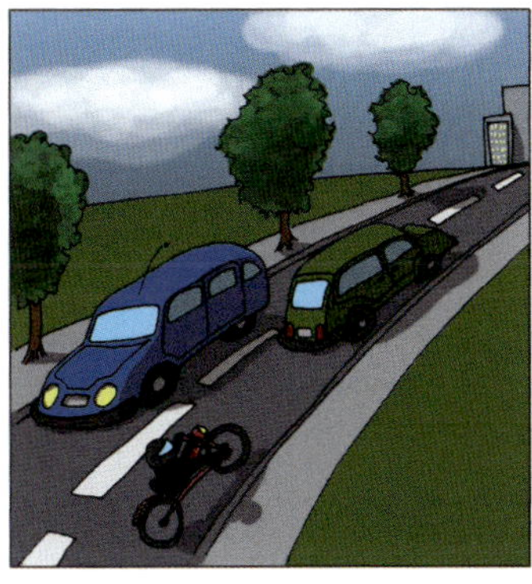 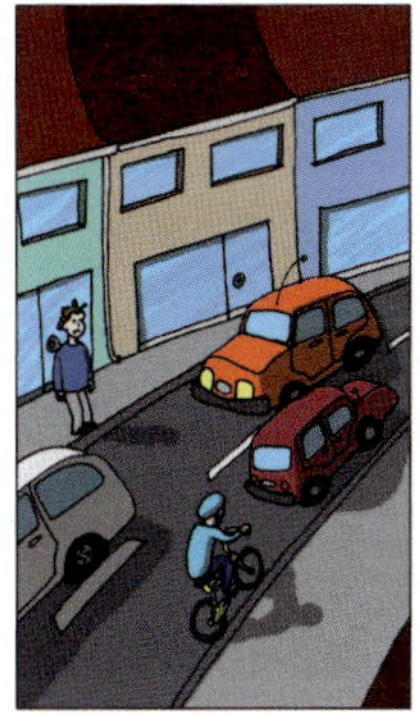 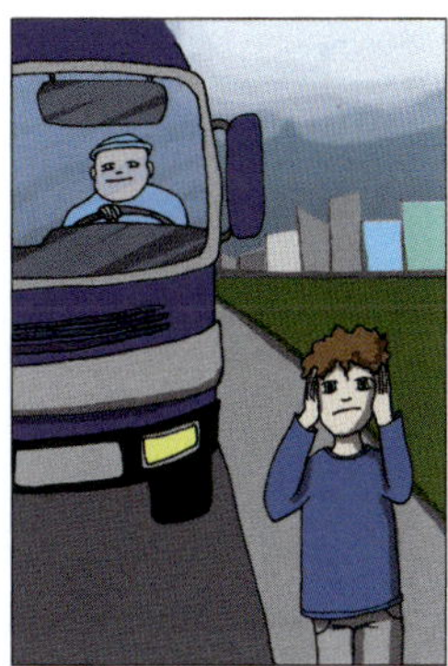

Eine sehr komplexe Leistung, wenn man das genauer betrachtet. Zumal während dieses Einschätzungsprozesses auch noch unvorhersehbare Veränderungen der bisherigen Gegebenheiten, wie z.B. ein plötzlich auftauchender Radfahrer hinzukommen können. Nur wenn unsere Sinne Hand in Hand arbeiten, können wir sicher einschätzen, ob wir es schaffen oder nicht. Das Gehirn hat eine Vorstellung davon, welche Dinge zusammengehören und in welchem Verhältnis sie zueinander stehen sollten. Es sortiert, ordnet und gleicht blitzschnell ab. Wir bekommen quasi eine Wahrscheinlichkeitsberechnung mit allen zur Verfügung stehenden Informationen und können dann entscheiden was wir tun.

Bei Menschen mit einer Autismus-Spektrum-Störung funktioniert das offenbar nicht so reibungslos wie bei anderen Menschen. Deswegen haben sie besonders beim Einschätzen alltäglicher Situationen Schwierigkeiten. Wenn sie zudem schon die Erfahrung gemacht haben, dass es nicht immer so klappt wie erwartet, wählen sie im Falle der Straßenüberquerung vielleicht lieber den sicheren Weg und suchen eine Ampel. Sie wenden statt der Einschätzung also eine Regel an.

Jedoch bedeutet das nicht, dass der Betroffene alle Menschen in seinem Umfeld darüber in Kenntnis setzt. Regeln werden von Menschen mit Autismus-Spektrum-Störung oft sehr rigide angewendet, vermutlich weil das eine gewisse Sicherheit geben kann.

Beispiel

Stellen wir uns nun vor, Paul macht mit seiner Familie einen Ausflug.
Weil wenig Verkehr ist, beschließt der Vater die normalerweise viel befahrene Straße 200 m vor der nächsten Ampel zu überqueren. Für die Familie ist das eine Weg- und Zeitersparnis. Für Paul stellt das in erster Linie einen inneren Konflikt dar, denn er kann seine Regel nur an Ampeln die Straße zu überqueren nicht

einhalten. Diese Veränderung kommt zudem noch ohne Vorankündigung. Er wird wütend und besteht darauf, über die Ampel gehen zu dürfen. Es kommt zum Streit, denn die Familie versteht nicht, warum Paul unbedingt seinen Willen durchsetzen muss. Aus ihrer Sicht provoziert Paul, indem er sich „weigert" den „einfacheren" oder „schnelleren" Weg mitzugehen.

Hätte anstelle von Paul ein 4-jähriges Kindergartenkind auf den Umweg über die Ampel bestanden, wäre den Eltern vielleicht klar gewesen, dass eine solche Regel zum Schutze des Kindes dient und daher auch konsequent angewendet werden sollte. Sie wären vermutlich gar nicht erst auf die Idee gekommen, den Weg zu Lasten der Sicherheit ihres Kindes abzukürzen. Doch Paul ist nicht mehr so klein und mit zunehmendem Alter und zunehmender Körpergröße sind automatisch auch die Anforderungen an ihn gewachsen. Anforderungen, denen er zumindest in diesem Bereich nicht gerecht werden kann.

Über eine solche Regel kann und sollte man sich erst dann hinwegsetzen, wenn das Vermögen zur Einschätzung von Gefahren ausreichend entwickelt wurde. Paul hat also eigentlich alles richtig gemacht, denn bei ihm ist das Einschätzen von solchen Situationen Teil seiner Beeinträchtigung. Doch es wird stillschweigend vorausgesetzt, dass ein junger Erwachsener mit solchen Einschätzungen gut umgehen kann. Paul befindet sich in der Phase der Pubertät, also wird vielleicht eher angenommen, dass er provoziert und rebelliert. Für ihn sieht die Sache jedoch ganz anders aus und daher kann er den Vorwurf, er müsse sich unbedingt durchsetzen überhaupt nicht zuordnen.

Hätte Paul sich detailliert mitgeteilt, könnte die Familie verständnisvoller reagieren und verstehen, dass er sich eigentlich nur schützen will. Doch er ist nicht in der Lage dieses Missverständnis aufzuklären, denn er hat eine Beeinträchtigung in der Kommunikation.

Die hier vorliegende Verhaltensweise von Paul zeigt Nachteile, aber auch Kompetenzen:

Möglicher Nachteil	Mögliche Kompetenz
Einschätzungen (oder Wertungen) aller Art können betroffen sein. Sie überfordern in Bereichen, die für Außenstehende gar nicht bewusst als Einschätzung/Wertung erkannt werden.	Die veränderte Wahrnehmung ermöglicht ein sehr genaues und sachbezogenes Beobachten in bestimmten Situationen.

Herausforderungen im Umgang mit Veränderungen

Die Organisation des Alltages kann für Menschen mit einer Autismus-Spektrum-Störung schnell zu einer großen Herausforderung werden. Zu den Schwierigkeiten im Alltag zählt vor allem auch die Tatsache, dass viele von ihnen Probleme in der Einschätzung von Situationen haben. Alle plötzlich auftretenden Veränderungen begünstigen daher die Entstehung von Chaos.

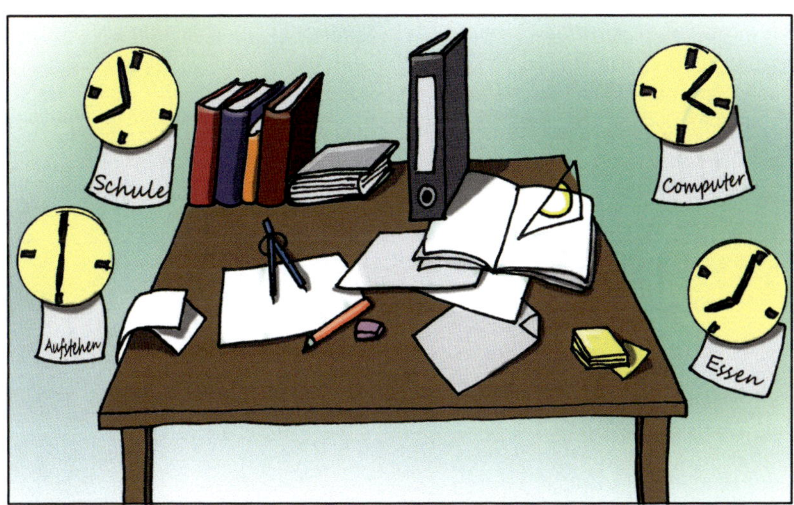

Während sich Nicht-Autisten häufig schon in ihrer Planung mit möglichen Pannen und Umwegen befassen und aufgrund vorangegangener Erfahrungen sehr viele variable und komplexe Lösungen sammeln, gelingt dies Menschen mit einer Autismus-Spektrum-Störung manchmal nicht so einfach.

Da Menschen mit einer Autismus-Spektrum-Störung häufig Probleme haben die Situation im Ganzen zu überblicken kann sich dies auch ungünstig auf ihre Planung von Arbeit oder Aufgaben auswirken. Die oft bereits in der Planung vorhandene Spontaneität von „Nicht-Autisten", die ihren Plan bei Bedarf auch sofort an die soeben neu entdeckten veränderten Bedingungen anpassen ist häufig bei Menschen mit Autismus-Spektrum-Störung nicht gegeben. So kann auch nur eine kleine zeitliche Verzögerung oder eine unvorhergesehene Änderung den gesamten Plan durcheinander bringen.

Beispiel

Angenommen man stellt Paul und Elli (Nicht-Autistin) die Aufgabe, am kommenden Dienstag zum Arzt, zur Bücherei, zur Schule und zum Einkaufen zu gehen:

So löst Paul die Aufgabe in der Planung	So löst Elli die Aufgabe in der Planung
Informationen sammeln: Paul möchte auf gar keinen Fall in der Schule fehlen, daher wird er von 8-13 Uhr dort sein. Um 14 Uhr kann er in die Bücherei gehen, er schaut im Internet nach und reserviert sich die in Frage kommenden Bücher vor. Ab 16 Uhr kann er zum Arzt gehen, das ist Paul sehr unangenehm, weil er nicht weiß wie viele Leute da sind und wie lange er warten muss. Den Einkauf kann er nicht planen weil er nicht weiß, wann er beim Arzt fertig ist.	Informationen sammeln: Elli schaut sich die Öffnungszeiten der Bibliothek an und stellt fest, dass sie diese erst am Nachmittag ab 14 Uhr aufsuchen kann. Die Schule findet von 8-13 Uhr statt, da möchte sie nicht fehlen. Einkaufen kann sie schon vor der Schule oder auch noch spät abends. Der Arzt hat von 9-12 Uhr und von 16-17 Uhr Sprechstunde, einen Termin kann sie dort nicht machen.

Und so könnte das in der Umsetzung aussehen:

Paul geht, wie jeden Morgen, von 8-13 Uhr in die Schule. Dann fährt er nach Hause, wie er es immer macht und isst zu Mittag.

Das Essen ist jedoch nicht gleich auf dem Tisch und Paul muss noch warten. Er wird nervös und unruhig. Seine Stimmung wirkt gereizt. Als er endlich essen kann, ist es 14 Uhr.

Paul kennt den Busplan auswendig und weiß, dass er den Bus verpasst hat. Er ist noch angespannter als schon vorher, denn er mag es überhaupt nicht, wenn etwas nicht so verläuft, wie es sein sollte.
Da der nächste Bus zur Bibliothek erst um 14.45 Uhr abfährt, bedeutet das für ihn, dass er gegen 15.30 Uhr erst dort sein wird, um die Bücher auszuleihen. Er wartet bis er endlich den Bus nehmen kann.

Gegen 15.30 Uhr holt er die vorbestellten Bücher ab und gegen 16.15 Uhr trifft er beim Arzt ein. Er muss warten und kommt erst gegen 17.15 Uhr dran. Danach fährt Paul nach Hause, er kommt zu spät zum Abendessen, das normalerweise um 17.30 Uhr stattfindet.

Paul kann die Frage seiner Mutter, warum er erst so spät zu Hause ist, nicht beantworten. Schließlich ist sie sauer auf ihn, weil er einfach nicht mit ihr redet und sehr gereizt reagiert.
Nach dem Essen macht er sich gestresst an die Hausaufgaben. Als er fertig ist, ist es zu spät für den Einkauf und außerdem kann er seine abendlichen Rituale nicht mehr befolgen.

Paul ist sehr unzufrieden, er hatte keine Zeit den Einkauf zu erledigen und hat entsprechend seiner Logik nur 3 von 4 Aufgaben erfüllt. Er war auch zu spät beim Abendessen, das stört seine Routine und seine Abläufe und endete auch noch in einem Konflikt mit der Mutter.
Paul ist absolut gestresst. Er kann nicht einschlafen, weil er sich gedanklich noch bis spät in die Nacht mit dem Tagesverlauf und seiner Unzufriedenheit befassen muss.

Elli hatte keine Lust gehabt, schon vor der Schule einzukaufen, also verschiebt sie es auf später. Von 8-13 Uhr ist sie in der Schule. Sie beschließt, spontan die Zeit bis zur Öffnung der Bücherei für den Einkauf zu nutzen und holt sich vorher noch Brötchen vom Bäcker, um den Mittagshunger zu stillen. Auf dem Weg trifft Elli Maria. Da sie sich lange nicht gesehen haben, nutzt Elli die Gelegenheit eine Limo mit ihr zu trinken und sich zu unterhalten. Der Einkauf erscheint ihr nicht so wichtig wie das Gespräch mit Marie.

Gegen 14 Uhr geht sie in die Bücherei und fragt am Empfang nach der entsprechenden Literatur. Sie lässt sich dort umfangreich beraten und nimmt dann nur die Bücher mit, die sie am besten gebrauchen kann.

Nach der Bücherei hat Elli noch etwas Zeit bis der Arzt die Sprechstunde eröffnet. Sie überlegt den Einkauf nachzuholen oder Hausaufgaben zu machen und entscheidet sich dann für die Hausaufgaben. Sie setzt sich an einen Arbeitstisch in der Bücherei und erledigt schon mal einen Teil der Aufgaben. Dass andere Menschen um sie herumlaufen stört sie nicht, Elli kann sich trotzdem gut konzentrieren.

Gegen 16 Uhr ist sie dann beim Arzt und kann die Praxis gegen 17 Uhr wieder verlassen. Elli ist gegen 17.45 Uhr zu Hause. Sie setzt sich zu ihrer Familie an den Tisch, die schon ohne Elli angefangen hat zu essen. Sie isst zu Abend, berichtet ihrer Mutter von ihrem Tag und erledigt im Anschluss den Rest der Hausaufgaben. Danach hat sie noch Freizeit.

Elli ist zufrieden, denn sie hat sich sehr über die Begegnung mit Maria gefreut, das war für sie das wichtigste und schönste Erlebnis heute. Sie hat zwar den Einkauf nicht geschafft, jedoch findet sie, dass das auch bis morgen Zeit hat. Es fällt ihr nicht schwer, sich über diese Vorgabe hinwegzusetzen.

Dieses Beispiel verdeutlicht, wie variabel wir unser Leben gestalten und planen. Auch hierbei geht es oft um eine Einschätzungsleistung aufgrund einer emotionalen Bewertung. Der soziale Kontakt wird zum Beispiel dem Einkauf vorgezogen, wie es Elli tut. Das geschieht sogar in dem Wissen, dass das Ziel alle Aufgaben zu bewältigen dadurch gefährdet ist.

Elli hat einfach ihr Mittagessen zu Hause ausfallen lassen, was sie auch nicht weiter beeinträchtigt, sondern ihr ermöglicht, flexibel zu reagieren. Sie konnte den Zeitgewinn für sich nutzen und in der Bibliothek schon einen Teil der Hausaufgaben erledigen.

Paul hingegen hat versucht, Teile/Rituale seines gewohnten Planes unbedingt einzuhalten. Seine Planung hat sich dadurch einfach nur nach hinten verschoben. Die unvorhergesehene freie Zeit zu nutzen, um beispielsweise die Hausaufgaben zu machen war ihm nicht möglich, da seine Routine durch das verspätete Mittagessen durcheinander geraten war.
Paul brauchte einen neuen Anknüpfungspunkt.
Er hatte einen konfliktreichen Tag und ist mit dem Ergebnis unzufrieden. Eine flexible Lösung, wie zum Beispiel seine Mutter zu fragen, ob sie ihn mit dem Auto zur Bibliothek bringt, konnte Paul sich nicht spontan erarbeiten.

Die im Beispiel gezeigte Verhaltensweise von Paul zeigt folgende Nachteile und Kompetenzen:

Möglicher Nachteil	Mögliche Kompetenz
Planungen brechen schnell zusammen, wenn Unvorhergesehenes passiert. Die Folge kann ein enormer Stressaufbau sein, sowie für andere unverständliche Wutausbrüche. Kleinigkeiten können nicht einfach nebenher erledigt werden, es kann zu Blockaden kommen.	Pläne können konsequent befolgt werden, sofern sie realistisch sind. Viele Autisten haben kein inneres Bedürfnis nach ständigen Veränderungen und Variationen, sie profitieren von Routinen und können diese auch absolut zuverlässig einhalten.

Schüler mit ASS

Schüler mit einer Autismus-Spektrum-Störung finden sich grundsätzlich in jedem Bildungsgang an deutschen Schulen. Sie besuchen jede Schulform und unterliegen, wie jeder andere Schüler auch, der Schulpflicht. Menschen mit Autismus studieren, machen Ausbildungen und suchen später einen Arbeitsplatz an dem sie sich wohlfühlen können. Autisten leben in der Mitte unserer Gesellschaft, teilweise unentdeckt und versuchen in ihrer jeweiligen Situation zurechtzukommen.

Besonders der schulische Bereich nimmt einen wichtigen Stellenwert ein, da sie als Schüler zum einen eine lange Zeit dort verbringen und zum anderen auch der erreichte Abschluss sehr wichtig für die weitere Lebensgestaltung ist. Im Folgenden betrachten wir den Umgang mit den zwischenmenschlichen Anforderungen in der Schule aus dem Autismus spezifischen Blickwinkel.

Umgang mit den vielfältigen Anforderungen in der Schule

Im täglichen Arbeitsfeld treffen Menschen mit einer Autismus-Spektrum-Störung auf Rahmenbedingungen, die für sie als sehr anstrengend erlebt werden können. Sie haben möglicherweise eine ganz andere Vorstellung von einem idealen Arbeitsplatz als Menschen ohne Autismus. Während letztere sich vielleicht sogar sehr wohl damit fühlen, dass sie von anderen Mitarbeitern umgeben sind und durch deren Ideen und Verhalten „Input" erhalten, sehnt sich ein Mensch mit Autismus-Spektrum-Störung möglicherweise einfach nur nach einem ruhigen Arbeitsplatz, an dem er die gestellten Aufgaben erledigen kann.

So kann beispielsweise ein Telefon eher ein unberechenbarer Störfaktor als eine willkommene Abwechslung oder ein notwendiges Arbeitsgerät sein. Man weiß nämlich nie, wann es klingelt und wer dran ist. Das kreative Potenzial, das Nicht-Autisten in ihrem sozialen Miteinander entwickeln und das für die meisten Menschen auch ein sehr wichtiges Merkmal der Arbeitsqualität darstellt, ist für manche Menschen mit einer Autismus-Spektrum-Störung eine besonders große Herausforderung. Gruppenprozesse, gleich welcher Art setzen voraus, dass bestimmte Fähigkeiten im Kontaktverhalten und im emotionalen Erleben vorhanden sind.

Während Nicht-Autisten sich auf ihre Intuition verlassen und Freude am sozialen Miteinander erleben können, scheinen sich Menschen mit einer Autismus-Spektrum-Störung oft fremd darin zu fühlen. Für sie stellen soziale Kontakte keine Entlastung oder Entspannung dar, sondern erfordern viel Konzentration und bergen immer ein Risiko.

Gruppenprozesse können unterschiedliche Ziele haben. Sie können beispielsweise produktorientiert sein, dann wird am Ende dieses Prozesses vielleicht ein Werkstück oder ein Plakat zu einer bestimmten Fragestellung stehen. Sie können aber auch das Ziel haben, gemeinsam etwas zu erleben und sich auszuprobieren. Hierbei steht am Ende meistens kein „Produkt", sondern, wenn überhaupt, ein „Scheinprodukt" (als Beweis, dass man gearbeitet hat). Das wirft für Autisten Fragen in der Aufgabenstellung auf, denn „gemeinsames Erleben" ist ein sehr schwieriges Ziel für sie. Auch die Idee, dass das „Produkt" einer gemeinsamen Aktivität die Verbesserung von Beziehungen untereinander sein kann, ist für sie möglicherweise nicht nachvollziehbar.

Probleme in der Gruppenarbeit können sehr vielschichtig sein, so ist der Umgang mit Konflikten und unterschiedlichen Ansichten ein wichtiger Teil des Prozesses. Es geht hierbei nicht immer nur darum, dass jemand die „richtige" oder die „zielführende" Idee hatte. Weil Menschen mit einer Autismus-Spektrum-Störung in diesen emotionalen Prozessen nicht so mitschwingen wie die anderen Teilnehmer, bleibt es ihnen rätselhaft, warum ein guter und zielführender Beitrag nicht angenommen wird.

Soziale Rangordnungen können einen großen Einfluss auf die Gruppendynamik haben und genau das bildet womöglich einen Widerspruch zur Aufgabenstellung. Beiträge werden nicht beachtet oder überbewertet, wenn sie beispielsweise statt nach inhaltlicher, nach sozialer Relevanz bewertet werden.

Beispiel

„Total verrückt!" kommentiert Paul eine von ihm erlebte Situation. Er selbst besitzt nur auf Drängen seiner Mutter ein Handy, das er jedoch nie einschaltet, weil es unvorhersehbar klingeln könnte.

Paul teilt die Faszination der sozialen Netzwerke nicht, er weiß nicht warum seine Mitschülerinnen sich gegenseitig Fotos aus Ankleidekabinen schicken oder nicht selbst entscheiden können, ob sie etwas kaufen möchten oder nicht. Da er bisher die Hauptfunktion des Handys darin gesehen hat, Menschen zu erreichen die eben nicht vor Ort sind, irritiert ihn das Verhalten seiner Arbeitsgruppe extrem. So wurde in einer seiner Gruppenarbeiten untereinander gechattet statt gesprochen, obwohl sich alle Teilnehmer im selben Raum befanden.

Am Ende dieses Treffens stellte Paul fest, dass inhaltlich nichts geschafft wurde, aber die anderen sehr zufrieden mit ihrer Leistung waren. Paul fragt sich, warum von ihm verlangt wird, so viel Zeit mit derartigen Aktivitäten zu verschwenden. Er ist wesentlich ergebnisorientierter und hätte in derselben Zeit die ganze Aufgabe schon komplett erledigt gehabt.

Die hier vorliegende Verhaltensweise von Paul zeigt Nachteile, aber auch Kompetenzen:

Möglicher Nachteil	Mögliche Kompetenz
Gruppenprozesse werden nur selten als gewinnbringend erlebt und entsprechend fehlt die Motivation an ihnen teilzunehmen. Autistische Menschen bleiben in diesen Prozessen häufig außen vor, weil sie ein anderes emotionales Erleben haben und nicht mitschwingen können. Sie befinden sich nicht in denselben Phasen des Arbeitsprozesses und der Gruppendynamik. Häufig wissen sie bis zum Schluss nicht, was da eigentlich abläuft und wie sie sich verhalten sollen.	Autisten können sehr zielgerichtet arbeiten und durch eine gute Aufgabenteilung sehr genau recherchierte Beiträge leisten. Da sie häufig auch sehr ehrgeizig sind und ihre Aufgaben ernst nehmen, verlieren sie ihr Ziel nicht so schnell aus den Augen und sind häufig auch bereit, mehr zu leisten als andere.

Beeinträchtigung durch die Arbeits- oder Lernumgebung

Wenn viele Nebengeräusche zu hören sind, wie zum Beispiel Blättern, Herumräumen, Stühle schieben oder der Rasenmäher von draußen, können sich Schüler mit einer Autismus-Spektrum-Störung kaum noch auf den Unterricht konzentrieren. Sie haben Schwierigkeiten zu unterscheiden, welche Informationen sich an sie richten und welche sie „ausblenden" sollten. So kann es zum Beispiel passieren, dass diese Schüler Fragen, die an sie gerichtet werden, nicht mitbekommen, obwohl der Lehrer genau vor ihnen steht.

Beispiel

Besonders bei Klassenarbeiten und anderen Leistungsnachweisen kann das laute Umfeld zu „Schreibblockaden" führen oder dafür sorgen, dass Paul sehr viel langsamer arbeitet und nicht alle Aufgaben schafft. So kann es ihm passieren, dass der Rasenmäher des Hausmeisters oder das Musizieren anderer Klassen ihn so beeinträchtigen, dass er sich nicht mehr auf die Arbeit konzentrieren kann. Paul kann sich möglicherweise nicht ausreichend nach außen hin abgrenzen, so dass er die Reize die auf ihn einprasseln erst verarbeiten muss, bevor er wieder konzentriert an Aufgaben arbeiten kann.

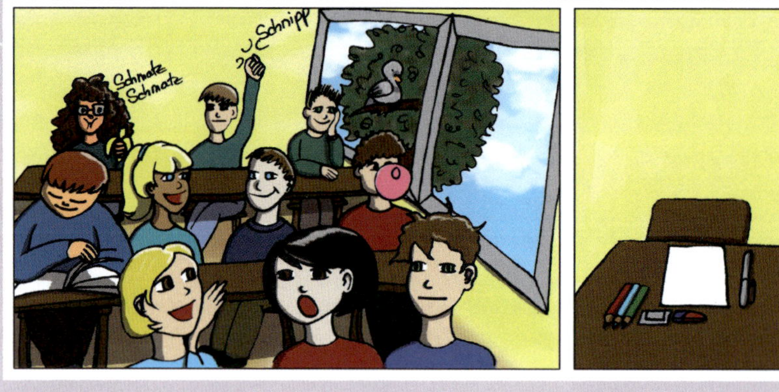

Die hier vorliegende Verhaltensweise von Paul zeigt Nachteile, aber auch Kompetenzen:

Möglicher Nachteil	Mögliche Kompetenz
Informationen werden möglicherweise nicht ausreichend sortiert und dadurch auch nicht auf sich bezogen.	Die Aufnahme von Informationen könnte sehr viel breiter als bei Nicht-Autisten sein. Informationen werden weniger vorsortiert und können dadurch in verschiedenen Situationen zu sehr viel besseren Ergebnissen und passenderen Schlussfolgerungen führen.

Umgang mit Präsentationen

Ein Referat oder eine Präsentation zu halten bedeutet neben den inhaltlichen Anforderungen, sich mit sich selbst und dem Körper auseinanderzusetzen. Menschen mit einer Autismus-Spektrum-Störung bekommen beispielsweise häufig Feedback über ihre Körperhaltung, weil diese teilweise sehr steif wirkt. Auch die Art und Weise, wie sie im Kontakt mit dem Publikum stehen, gibt oft Anlass zur Kritik. So fällt beispielsweise manchmal ein monotoner und nicht an den Zuhörer gerichteter Sprachstil auf. Es wirkt so, als ob sie nur sich meinen und nicht die Zuhörer.

Inhaltlich ist die Vorbereitung auch nicht ganz so einfach denn es muss bedacht werden, dass eine mündliche Präsentation anders zu gestalten ist als eine schriftliche. Informationen müssen aufbereitet und dosiert werden. Hierzu ist es notwendig einzuschätzen, wie viel Information zumutbar ist und in welchem Tempo diese präsentiert werden soll (Perspektivenwechsel). Ein Referent holt sich im Verlauf des Vortrages Feedback vom Publikum, indem er beispielsweise Blickkontakt mit den Zuhörern sucht. Aus diesem Kontakt heraus kann er flexibel entscheiden, ob er etwas noch einmal genauer erklären muss oder ob er im Thema weitergehen kann. Ein guter Referent verliert sein Publikum nicht, denn hier findet ein wichtiger wechselseitiger Austausch statt.

Auch das spontane Reagieren auf Ereignisse kann einen Vortrag bereichern. Man bindet dadurch die Konzentration und das Interesse der Zuhörer. Menschen mit einer Autismus-Spektrum-Störung können jedoch schnell den „roten Faden" verlieren, wenn Störungen auftreten, wie z. B. das Flackern einer Lampe oder wenn ein Handy klingelt. Manche Menschen mit Autismus-Spektrum-Störung nehmen sehr bewusst wahr, was im Publikum passiert: wer auf dem Stuhl rutscht, wer ein Taschentuch sucht, auf die Uhr schaut, unkonzentriert ist oder gähnt. Menschen zupfen an der Kleidung herum, streichen sich durchs Haar, flüstern mit dem Nachbarn, trinken etwas oder schauen auf ihr Handy während vorne gerade jemand etwas erzählt.

Eine wirksame Methode, um sich nicht ablenken zu lassen, stellt das Fixieren auf einen Punkt im Raum dar. Es verhindert durch die Bandbreite an Wahrnehmung und Ablenkungen, vom Thema des Vortrages abzukommen. Doch das geht meistens zu Lasten des Zuhörerkontaktes. Als Referent muss man einiges ausblenden und darf sich nicht irritieren lassen, doch das können Menschen mit einer Autismus-Spektrum-Störung häufig nicht.

Beispiel

Paul versucht ganz bewusst durch verschiedene Maßnahmen den Fokus des Publikums zu beeinflussen, indem er beispielsweise kleine technische „Spielereien" in seine PowerPoint Präsentationen einbaut, die den Blick der Zuhörer fortwährend auf die Leinwand lenken.

Das gibt ihm die Gelegenheit sein Publikum zu betrachten ohne direkten Blickkontakt aufnehmen zu müssen. Außerdem hat er sich angewöhnt in bestimmten zeitlichen Abständen „in die Runde" zu sehen, wobei er niemanden wirklich fokussiert. Paul schaut in die Nähe der Augen seiner Zuschauer und erweckt so den Eindruck des Blickkontaktes.

Die hier vorliegende Verhaltensweise von Paul zeigt Nachteile, aber auch Kompetenzen:

Möglicher Nachteil	Mögliche Kompetenz
Der „rote Faden“ kann in Präsentationen verloren gehen, weil die Wahrnehmung möglicherweise zu breit gefächert ist, oder der Betroffene durch erhöhte Störungsanfälligkeit beeinträchtigt ist. (Hilfreich sind Hilfsmittel wie Karteikärtchen, die in jedem Falle gewährt werden sollten.)	Eine wichtige Kompetenz könnte darin bestehen, dass der Mensch mit Autismus-Spektrum-Störung seine Vorträge immer sehr gründlich und gut recherchiert vorbereitet.

Erleben in der Altersgruppe

Schüler mit einer Autismus-Spektrum-Störung sind permanent Teil einer großen Gruppe von Gleichaltrigen. Der Umgang miteinander ist im Rahmen des schulischen Settings von unterschiedlichen gruppendynamischen Prozessen geprägt. Während sich Schüler mit ASS in einigen Fächern durch Absprachen abgrenzen können, gibt es auch Fächer in denen ein solcher Rückzug nicht möglich ist, wie beispielsweise der Sportunterricht. Im Zusammenhang mit ihrer veränderten Wahrnehmung erleben sie vor allem Mannschaftsspiele schnell als unübersichtlich.

Beispiel

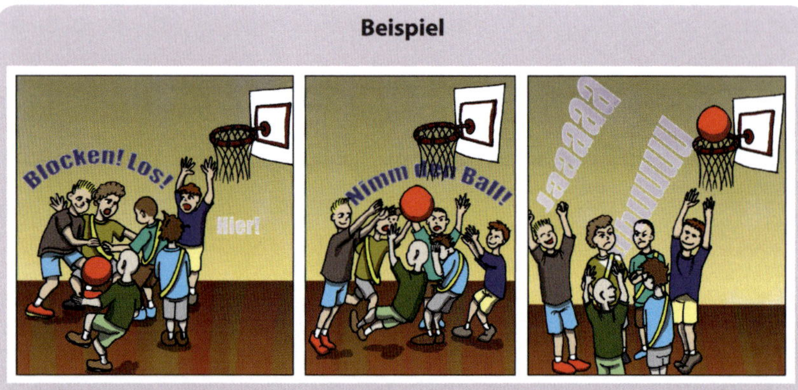

In der auf dem Bild gezeigten Situation kann Paul dem Verlauf des Spieles nicht folgen. Plötzlich und für ihn völlig unvorhergesehen gerät er zwischen die Fronten. Dann wird auch noch laut gebrüllt: die einen freuen sich, während die anderen wütend sind. Das sind zwei widersprüchliche Emotionen, die Paul lautstark überschütten und je nachdem, was in dieser Situation von ihm erwartet wird, kann sich die Wut der Spieler sogar noch gegen ihn richten.

Warum andere Menschen Spaß an sowas haben, ist Paul unbegreiflich. Er möchte einfach nur in Ruhe gelassen und schon gar nicht angebrüllt werden. Für Paul ist das fast wie ein Angriff.

Doch warum ist das so?
Eine mögliche Erklärung: Manche Autisten haben große Probleme mit der Wahrnehmung von Bewegungen. Für sie ist Bewegung vor allem auch eine Veränderung der Umgebung, die sie im Blick haben müssen. Sie fokussieren vielleicht nicht den Ball wie ihre Mitspieler, sondern erfassen alles, was sich verändert hat. Aufgrund der fehlenden Vorsortierung entsteht quasi ein „neues" Bild. Das ist enormer Stress, weil sich gerade im Sport alles ständig bewegt.

Am liebsten würde sich Paul deswegen auch einen „sicheren" Platz außerhalb der Aktivitätszone suchen. Das bringt jedoch einen sozialen Konflikt mit sich, der die Lage nochmal verkompliziert. Die anderen haben nämlich kein Verständnis dafür, dass Paul nicht mitspielen will. Sein Lehrer nennt das schlimmstenfalls „Arbeitsverweigerung".

Also versucht Paul irgendwie durch diese Situationen hindurch zu kommen, ohne weiteres Konfliktpotential zu wecken. Es geht ihm nicht gut dabei, aber er hat Angst seine Lage noch zu verschlimmern, wenn er seinen Wunsch thematisieren würde. Hinzu kommen die Erfahrungen, die Paul bisher mit derartigen Wünschen in seinem Umfeld gemacht hat.

Da er sein emotionales Erleben aufgrund seiner Beeinträchtigung nicht so zum Ausdruck bringen kann, dass seine Mitschüler es verstehen, entsteht schnell die Idee, Paul wolle immer eine „Extrawurst", er sei zu „faul" oder denke immer nur an sich. Doch Paul hat nur einfach Angst vor dem Ball, der ihn schon öfter unvorhergesehen getroffen hat. Die Freude und Begeisterung, die seine Mitschüler bei solchen Spielen miteinander teilen, erlebt Paul völlig anders und ganz sicher nicht bereichernd.

Dazu Paul:
„Erst trifft mich ein Ball, den ich nicht hab' kommen sehen. Dann rennen mehrere Menschen schnell und brüllend auf mich zu. Ich werde hin und her geschubst und wenn ich Pech habe, auch noch geschlagen. Sie versuchen mir den Ball aus den Händen zu reißen und schreien mich an."

Pauls Lösung für dieses Problem ist äußerst effektiv: Er fängt einfach grundsätzlich den Ball nur in Ausnahmefällen. Auch bei Übungen hat er eine sehr schlechte „Fangquote".

Das führt indirekt dazu, dass die Mitschüler ihn als Mitspieler meiden. So kann ihm niemand „Arbeitsverweigerung" vorwerfen und er wird nicht weiterhin unfreiwillig zum Mittelpunkt der Attacken.
Die Mitschüler hingegen verzeihen sich kleinere Fouls, weil diese „Rangelei" ein wichtiger Prozess in ihrer Persönlichkeitsentwicklung darstellt und eben Teil des Spiels ist.

Die hier vorliegende Verhaltensweise von Paul zeigt Nachteile, aber auch Kompetenzen:

Möglicher Nachteil	Mögliche Kompetenz
Wichtige emotionale Erfahrungen in der Gruppe der Gleichaltrigen können nicht gemacht werden und sorgen dafür, dass Autisten nicht teilhaben können.	Autisten sehen die Aufgabe vor sich und werden nicht so leicht von ihrem Ziel abgelenkt. Sie „verspielen" sich nicht.

Probleme in der Übertragbarkeit

Die Übertragung von gelernten Inhalten auf ähnliche Situationen ist bei Menschen mit einer Autismus-Spektrum-Störung manchmal sehr beeinträchtigt. So kann eine Kompetenz, die geübt und erlernt wurde, nicht automatisch für ähnliche Situationen oder Anforderungen abgerufen und angepasst werden. Das bedeutet konkret, dass jede Situation für sich steht und eine in ähnlichen Situationen bereits erarbeitete Lösung nicht unbedingt auch verwendet wird. Vorstellbar ist, dass durch eine andere Wahrnehmung von Situationen die Ähnlichkeit nicht so vordergründig erkannt wird.

Vielleicht kann man das so vergleichen:
Beim Scanner wird immer das ganze Bild neu gescannt, wenn etwas verändert wurde. Gespeichert wird das komplette Bild. Das bedeutet, die Aufmerksamkeit gilt immer dem ganzen Bild. Am Computer jedoch können auch kleine Variationen eingegeben werden, ohne dass das ganze Bild immer komplett bearbeitet werden muss. Gespeichert werden nur die Veränderungen seit der letzten Bearbeitung. Das bedeutet, die Aufmerksamkeit liegt bei den Variationen.

Durch die andere Art der Wahrnehmung werden vielleicht unterschiedliche Kriterien für „Ähnlichkeit" entwickelt und herangezogen. Das beeinträchtigt möglicherweise die Anpassbarkeit und Übertragbarkeit von Lösungen.

Beispiel

So bekommt Paul einmal Ärger mit seiner Lehrerin auf dem Schulhof, weil er von einer Rutsche abgesprungen ist. Die Lehrerin weist ihn scharf darauf hin, dass dies ein Regelbruch sei. Die Regel diene dazu, Unfälle auf dem Schulhof zu verhindern.

Paul versteht nicht was er falsch gemacht hat. In der Pausenordnung findet sich dazu folgendes: „Das Springen von den Klettergeräten ist verboten." Die Rutsche hatte Paul bisher nicht den Klettergeräten zugeordnet. Dass hier die gleiche Unfallgefahr besteht, wie an den angrenzenden Klettergeräten hatte er nicht als „Ähnlichkeit" betrachtet, da die Rutsche sich äußerlich deutlich von den anderen Klettergeräten unterscheidet.

Die hier vorliegende Verhaltensweise von Paul zeigt Nachteile, aber auch Kompetenzen:

Möglicher Nachteil	Mögliche Kompetenz
Ähnlichkeiten werden viel schwerer und möglicherweise nach ganz anderen Kriterien als erwartet, erkannt.	Alle Veränderungen werden wahrgenommen, es wird nicht „überlesen" oder „übersehen", auch wenn an anderer Stelle als angegeben etwas verändert wurde.

Zusammenfassung: Mögliche Nachteile und Kompetenzen

Die Nachteile und Kompetenzen von Menschen mit einer Autismus-Spektrum-Störung ergeben sich aus den Besonderheiten ihrer Wahrnehmung und ihres Erlebens. Die Situation des Betroffenen sollte immer auch auf seine psychische Belastungsfähigkeit hin untersucht werden. Vielleicht sind die Anforderungen für sich genommen in Ordnung, summieren sich dann aber in der Menge auf ein unerträgliches Niveau.

Der Bereich „sozialer Kontakt" sollte extra berücksichtigt und benannt werden, da sie für die meisten Menschen mit einer Autismus-Spektrum-Störung eine der kräftezehrendsten Anforderungen darstellt. Oft vergessen Nicht-Autisten in der Kommunikation mit ihnen diesen Aspekt mit einzubeziehen, da sie soziale Kontakte völlig anders wahrnehmen.

Außerdem sollte auch unbedingt beachtet werden, dass jemand der gute Leistungen bringt, trotzdem überfordert sein kann. Am Ergebnis alleine kann man nicht sehen wie viel Einsatz, Kraft und Mühe es gekostet hat, dorthin zu kommen. Möglicherweise hat der Betreffende 24 Stunden täglich gearbeitet, weil er einen Kompromiss nicht akzeptieren kann. Er gefährdet seine Gesundheit, weil er nicht von seinem Anspruch abweicht. Die gesundheitliche Situation sollte immer als wichtigster Anhaltspunkt für die Einschätzung der Belastungsfähigkeit gesehen werden. Aufgrund solcher Fakten entscheiden sich autistische Menschen (oder die Eltern) manchmal für eine weniger anspruchsvolle Schulform, obwohl der Betroffene kognitiv durchaus in der Lage wäre auch einen höheren Abschluss zu schaffen. Das Problem ist damit jedoch keinesfalls behoben, da der Betroffene trotzdem eine volle „Sozialkontaktwoche" hat. Die Idee, er müsse weniger lernen weil es leichter falle, trifft leider den Kern der Problematik nicht.

Im Folgenden sind die Übersichten mit den erarbeiteten Nachteilen und Kompetenzen nochmal nach folgenden Themenschwerpunkten sortiert:

- Kommunikation
- Leistungsfähigkeit und Belastbarkeit
- Wahrnehmung, Einschätzung und Bewertung
- Organisation, Planung und Handlungskompetenzen

Sie dienen als Erinnerungsstütze und beziehen sich auf die konkreten Beispiele in diesem Buch.

Kommunikation

Möglicher Nachteil	Mögliche Kompetenz
Schwierigkeiten Gespräche zu beginnen und aufrechtzuerhalten (Smalltalk).	Die Frage wird beantwortet ohne sich in ausschweifenden oder themenfremden Gefilden zu verzetteln.

Möglicher Nachteil	Mögliche Kompetenz
Dass die Informationen wortwörtlich so verstanden werden, können sich die meisten gar nicht vorstellen. Missverständnisse sind daher vorprogrammiert. In solchen und ähnlichen Situationen werden Autisten oft damit konfrontiert, dies mit Absicht oder zur Provokation so gemacht zu haben.	Der Auftrag wird genau so erfüllt, wie er gestellt wurde. Es werden keine eigenen Bedeutungen oder Ziele hineininterpretiert.

Möglicher Nachteil	Mögliche Kompetenz
Fehlende nonverbale Abstimmung in unklaren Situationen kann zu erhöhter Unfallgefahr beitragen.	Autisten nehmen solche Vorfälle sehr ernst und versuchen diese durch Handlungsalternativen, wie zum Beispiel nur noch an der Ampel über die Straße zu gehen, zu vermeiden.

Möglicher Nachteil	Mögliche Kompetenz
Es gibt zahlreiche Möglichkeiten sich falsch zu verhalten, jede Variation der Situation kommt dafür in Frage. Problem für berufliche Perspektiven!	Sagt man Autisten, was sie nicht machen sollten, können sie sich konsequent daran halten und setzen es dann auch nicht zur Provokation ein.

Leistungsfähigkeit und Belastbarkeit

Möglicher Nachteil	Mögliche Kompetenz
Gruppenprozesse werden nur selten als gewinnbringend erlebt und entsprechend fehlt die Motivation an ihnen teilzunehmen. Autistische Menschen bleiben in diesen Prozessen häufig außen vor, weil sie ein anderes emotionales Erleben haben und nicht mitschwingen können. Sie befinden sich nicht in denselben Phasen des Arbeitsprozesses und der Gruppendynamik. Häufig wissen sie bis zum Schluss nicht, was da eigentlich abläuft und wie sie sich verhalten sollen.	Autisten können sehr zielgerichtet arbeiten und durch eine gute Aufgabenteilung sehr genau recherchierte Beiträge leisten. Da sie häufig auch sehr ehrgeizig sind und ihre Aufgaben ernst nehmen, verlieren sie ihr Ziel nicht so schnell aus den Augen und sind häufig auch bereit, mehr zu leisten als andere.

Möglicher Nachteil	Mögliche Kompetenz
Der Ehrgeiz kann über allem stehen und bezieht sich oft auf bestimmte Neigungsgebiete. Die Spannungen, die durch nichterfüllte Erwartungen entstehen, können nur schwer oder gar nicht kompensiert werden.	Autisten sind absolut bereit mehr zu leisten, um den Anforderungen gerecht zu werden, sofern sie die Aufgabe interessant finden.

Möglicher Nachteil	Mögliche Kompetenz
Der „rote Faden“ kann in Präsentationen verloren gehen, weil die Wahrnehmung möglicherweise zu breit gefächert ist, oder der Betroffene durch erhöhte Störungsanfälligkeit beeinträchtigt ist. (Hilfreich sind Hilfsmittel wie Karteikärtchen, die in jedem Falle gewährt werden sollten.)	Eine wichtige Kompetenz könnte darin bestehen, dass der Mensch mit Autismus-Spektrum-Störung seine Vorträge immer sehr gründlich und gut recherchiert vorbereitet.

Möglicher Nachteil	Mögliche Kompetenz
Wichtige emotionale Erfahrungen in der Gruppe der Gleichaltrigen können nicht gemacht werden und sorgen dafür, dass Autisten nicht teilhaben können.	Autisten sehen die Aufgabe vor sich und werden nicht so leicht von ihrem Ziel abgelenkt. Sie „verspielen“ sich nicht.

Wahrnehmung, Einschätzung und Bewertung

Möglicher Nachteil	Mögliche Kompetenz
Die Situation wird nicht im Kontext betrachtet und dementsprechend werden Informationen nicht auf sich bezogen. Das wird jedoch aus dem Umfeld erwartet und kann Konfliktpotenzial bergen.	Autisten nehmen Details wahr, die anderen gar nicht auffallen würden. Ihre Wahrnehmung wird möglicherweise weniger gefiltert und kann daher auch eine sehr nützliche Kompetenz darstellen.

Möglicher Nachteil	Mögliche Kompetenz
Konfrontation mit der Nichterfüllung von Erwartungen.	Solche Erfahrungen können bei Autisten den Impuls auslösen, das vorhandene Problem durch sehr innovative Ideen zu lösen.

Möglicher Nachteil	Mögliche Kompetenz
Einschätzungen (oder Wertungen) aller Art können betroffen sein. Sie überfordern in Bereichen, die für Außenstehende gar nicht bewusst als Einschätzung/ Wertung erkannt werden.	Die veränderte Wahrnehmung ermöglicht ein sehr genaues und sachbezogenes Beobachten in bestimmten Situationen.

Möglicher Nachteil	Mögliche Kompetenz
Informationen werden möglicherweise nicht ausreichend sortiert und dadurch auch nicht auf sich bezogen.	Die Aufnahme von Informationen könnte sehr viel breiter als bei Nicht-Autisten sein. Informationen werden weniger vorsortiert und können dadurch in verschiedenen Situationen zu sehr viel besseren Ergebnissen und passenderen Schlussfolgerungen führen.

Möglicher Nachteil	Mögliche Kompetenz
Ähnlichkeiten werden viel schwerer und möglicherweise nach ganz anderen Kriterien als erwartet, erkannt.	Alle Veränderungen werden wahrgenommen, es wird nicht „überlesen" oder „übersehen", auch wenn an anderer Stelle als angegeben etwas verändert wurde.

Organisation, Planung und Handlungskompetenzen

Möglicher Nachteil	Mögliche Kompetenz
Planungen brechen schnell zusammen, wenn Unvorhergesehenes passiert. Die Folge kann ein enormer Stressaufbau sein, sowie für andere unverständliche Wutausbrüche. Kleinigkeiten können nicht einfach nebenher erledigt werden, es kann zu Blockaden kommen.	Pläne können konsequent befolgt werden, sofern sie realistisch sind. Viele Autisten haben kein inneres Bedürfnis nach ständigen Veränderungen und Variationen, sie profitieren von Routinen und können diese auch absolut zuverlässig einhalten.

Exkurs: Nachteilsausgleich beantragen

Unter bestimmten Voraussetzungen können Menschen mit Störungen aus dem Autismus-Spektrum in den Bereichen Schule, Ausbildung, Studium und Arbeitsplatz einen Nachteilsausgleich beantragen. Der Nachteilsausgleich kann sowohl Hilfsmittel wie auch Sonderregelungen beinhalten und sollte sich auf den tatsächlich vorhandenen Nachteil des Einzelnen beziehen. Er gleicht eine Behinderung oder Beeinträchtigung aus, die nicht anders zu beheben ist. Es muss also geprüft werden, was genau der Nachteil bei dieser einen Person ist. Das kann schwierig werden, weil viele der Betroffenen häufig ihre Diagnose erst spät bekommen, oder auch erst andere Diagnosen erhalten, bevor der Autismus festgestellt wird. Das Vorhandensein von mehreren psychiatrischen Erkrankungen kann ebenfalls vorkommen.

Eine Autismus-Spektrum-Störung, die mit einer allgemeinen Entwicklungsstörung, Intelligenzminderung oder Sprachentwicklungsstörung einhergeht, wird häufig schon im Kindergartenalter oder sogar noch früher festgestellt. Diese Kinder profitieren von den Möglichkeiten der Frühförderung und werden entsprechend ihrer Fähigkeiten versorgt und begleitet.

Kinder mit einem höheren Funktionsniveau hingegen besuchen meist lange unentdeckt die Regelschule. Ihre Beeinträchtigungen im Bereich der Wahrnehmung und ihr allgemeiner Umgang mit Mitschülern wirken oft unspezifisch. Häufig wird bemerkt, dass ein betroffener Schüler irgendwie nicht in der Gruppe mitläuft, jedoch fällt es schwer, konkret zu benennen, was genau das Problem eigentlich ist. Das können Konflikte mit Mitschülern sein, scheinbar provokantes Missverstehen von Aufgaben, die Unordnung auf dem Arbeitsplatz oder das „Nicht-Mitbekommen" von wichtigen Informationen und Absprachen.

Manchmal entstehen sogenannte Teufelskreise aus der Tatsache, dass der Betroffene seine eigenen Anteile am Geschehen nicht benennen kann. Infolgedessen kann er auch einer Aufforderung, wie beispielsweise sein Verhalten mehr zu kontrollieren, nicht nachkommen.

Andere Betroffene fallen möglicherweise eher durch ihren Rückzug auf als durch Verhaltensauffälligkeiten. Sie stehen manchmal psychisch extrem unter Stress und können dies aufgrund ihrer Beeinträchtigung weder richtig kommunizieren noch beeinflussen.

Maßnahmen, die einen Spannungsabbau fördern können, wie beispielsweise Sport, Musik oder Kunst, gehören häufig leider nicht zu den Hobbys von Menschen mit einer Autismus-Spektrum-Störung. Die Auseinandersetzung mit dem eigenen Körper kann möglicherweise als befremdlich oder sogar unangenehm empfunden werden. Das wirft die Frage auf, wie Menschen mit einer Autismus-Spektrum-Störung wirksam Stress abbauen können?

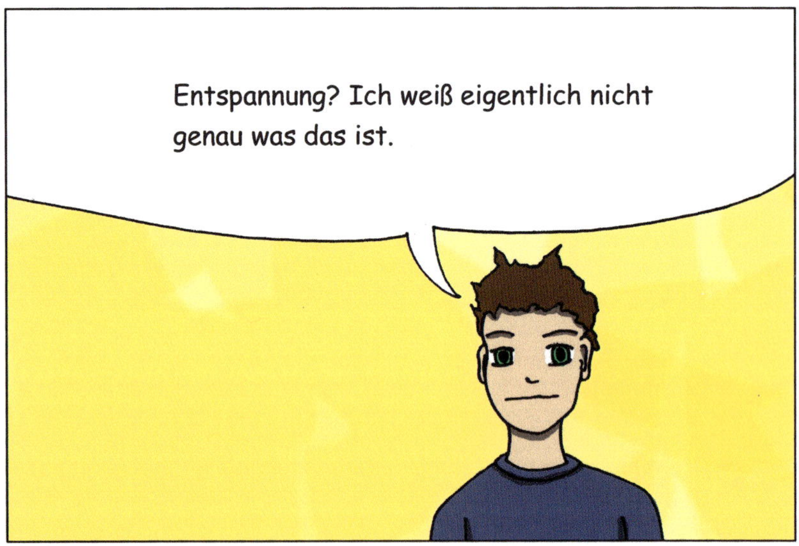

Das Feststellen einer Autismus-Spektrum-Störung sollte durch einen Facharzt geschehen und durch ein solches Gutachten auch der Bildungseinrichtung mitgeteilt werden.

Die Grundlage für den Nachteilsausgleich ist im Grundgesetz verankert. Jedoch muss hierbei immer individuell betrachtet werden, welcher Nachteil besteht und welche Möglichkeiten zum Ausgleich angeboten werden können.
Nicht immer ist alles möglich und sinnvoll, zumal Menschen mit einer Autismus-Spektrum-Störung eine „Sonderbehandlung" auch möglicherweise gar nicht wollen.

Das Grundgesetz besagt:

„Artikel 3
(1) Alle Menschen sind vor dem Gesetz gleich.
(2) Männer und Frauen sind gleichberechtigt. Der Staat fördert die tatsächliche Durchsetzung der Gleichberechtigung von Frauen und Männern und wirkt auf die Beseitigung bestehender Nachteile hin.

(3) Niemand darf wegen seines Geschlechtes, seiner Abstammung, seiner Rasse, seiner Sprache, seiner Heimat und Herkunft, seines Glaubens, seiner religiösen oder politischen Anschauungen benachteiligt oder bevorzugt werden. *Niemand darf wegen seiner Behinderung benachteiligt werden."*

Quelle:

http://www.gesetze-im-internet.de/gg/art_3.html, 01.04.2013

Weitere Informationen sind abrufbar unter:

http://w3.autismus.de/pages/recht/rechtsratgeber.php

In diesem Buch sind sowohl Kompetenzen wie auch Beeinträchtigungen benannt worden, um eine bessere Einschätzung über den möglicherweise vorliegenden Nachteil bei Menschen mit einer Autismus-Spektrum-Störung leisten zu können.

Jedoch sollte in jedem Fall gemeinsam mit Fachleuten beraten werden, was zu tun ist. Bitte beachten Sie, dass dieses Buch generell fachlichen Rat – zum Beispiel durch einen ausgewiesenen Facharzt – nicht ersetzen kann.

Nachwort

Die Autismus-Spektrum-Störung ist so schwer zu verstehen, weil sie sich auch so vielseitig zeigt. Sich in diese Erlebniswelt hineinzudenken, ist eine Herausforderung für jeden, der mit Menschen mit einer Autismus-Spektrum-Störung zu tun hat. Die Kreativität ist gefordert, um Lösungen und Wege zu entdecken, die es ihnen ermöglichen besser in ihrem Umfeld zurechtzukommen.

Hilfreich ist hierbei oft, den Dingen wirklich auf den Grund zu gehen und herauszufinden, was genau den Betroffenen gerade davon abhält, zum Beispiel eine Aufgabe zu erledigen.

Die vermeintliche Verweigerungshaltung hat vielleicht die Ursache, dass das Thema keinen Bezug zum eigenen Leben herstellt, oder schlichtweg eine andere persönliche Meinung zum Thema vorherrscht. Vielleicht wurde auch die Aufgabe nicht verstanden, trifft nicht zu oder wird als extrem unangenehm eingeschätzt.

Die Aufgabe ist es, festzustellen welche Fähigkeiten **dieser eine Mensch mit Autismus-Spektrum-Störung** mitbringt, welche Aufgaben **er** lösen kann und wie **sein** Leben aussehen muss, damit **er** gut damit zurechtkommt.

Literatur

Dilling, H.; Mombour, W.; Schmidt, M. H. (Hrsg.): Internationale Klassifikation psychischer Störungen: ICD-10 Kapitel V (F) Klinisch-diagnostische Leitlinien, Verlag Hans Huber, Hogrefe AG, Bern 2005.

Pschyrembel, W.: Pschyrembel Klinisches Wörterbuch, De Gruyter, Berlin 2004.

Schumacher, K.; Calvet, C.; Reimer, S.: Das EBQ-Instrument und seine entwicklungspsychologischen Grundlagen, Vandenhoeck & Ruprecht, Göttingen/Oakville, CT, U.S.A 2011.

Rass, E. (Hrsg.); Schore, A. N.: Affektregulation und die Reorganisation des Selbst, Klett-Cotta, Stuttgart 2009.

Seger, B.: Was ist mit Tom? Geschichten zur Aufklärung über Autismus (Aspergersyndrom) in Kindergarten und Grundschule, von Loeper Literaturverlag, Karlsruhe 2014.

Internetquellen:

AWMF-Leitlinien (Stand Januar 2011):
http://www.awmf.org.uploads/tx_szleitlinien/028-018_S1_Tief_greifende_Entwicklungsstoerungen_F84_11-2006_11-2011.pdf

Autismus Deutschland e.V., Leitlinien zur inklusiven Beschulung von Schülern mit Autismus-Spektrum-Störungen (Stand Januar 2013):
http://www.autismus-karlsruhe.de/resources/Leitlinien-Beschulung-Sch$C3$BCler-mit-ASS.pdf

Deutsches Institut für medizinische Dokumentation und Information (DIMDI). Internationale Klassifikation der Funktionsfähigkeit, Behinderung und Gesundheit (ICF) (Stand November 2010):
http://www.dimdi.de/dynamic/de/klassi/downloadcenter/icf/endfassung/

Autismus-Spektrum-Störungen, Rechte von Menschen mit Autismus (Stand Januar 2013): http://w3.autismus.de/pages/recht/rechtsratgeber.php

Außerdem von Britta Seger im von Loeper Literaturverlag erschienen

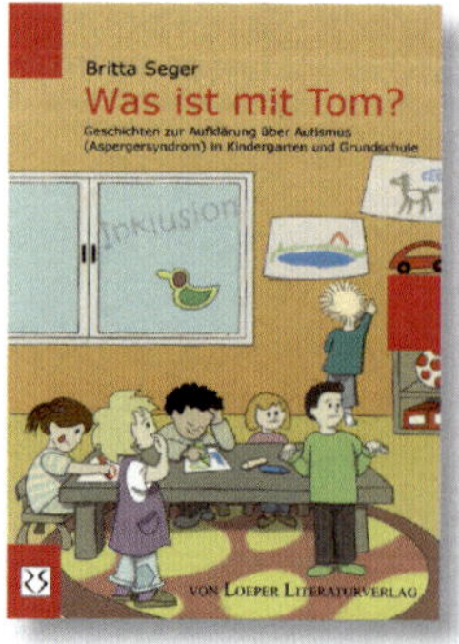

Britta Seger

Was ist mit Tom?

Geschichten zur Aufklärung über Autismus (Aspergersyndrom) in Kindergarten und Grundschule

Mit kindgerechten Geschichten und Bildern führt die Musiktherapeutin Britta Seger Lehrerinnen, Lehrer, Erzieherinnen und Erzieher sowie Eltern an das Thema Autismus heran. Da sich Autismus-Spektrum-Störungen (ASS) in vielen Facetten zeigen, bieten die Geschichten rund um Tom konkrete Beispiele, mit denen in Gruppen und Klassen gearbeitet werden kann. Sie befassen sich mit der Lebenswelt eines autistischen Kindes, seinen Bedürfnissen und den daraus entstehenden Problemen. Leserinnen und Lesern werden so die Berührungsängste genommen. Vor allem im Rahmen der Inklusion betrifft diese Thematik mehr und mehr Schulen und Kindergärten. Britta Segers Buch bietet einen unterhaltsamen und lehrreichen Einstieg in diese neue Herausforderung.
Mit Lehrmaterialien zum Download!
64 Seiten, kartoniert, mit zahlreichen farbigen Abbildungen,
ISBN 978-3-86059-274-8

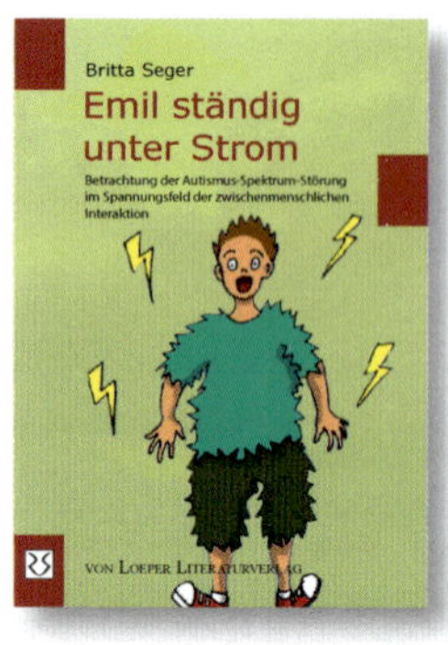

Britta Seger

Emil ständig unter Strom

Betrachtung der Autismus-Spektrum-Störung im Spannungsfeld der zwischenmenschlichen Interaktion

In diesem Buch gewährt Emil einen ganz persönlichen Einblick in eine spezielle Denkweise und thematisiert das Zusammenspiel von ihm mit seiner Umwelt. Die Musiktherapeutin Britta Seger bietet eine Vertiefung in die theoretischen Hintergründe der Autismus-Spektrum-Störung. Es werden vor allem die speziellen Kernsymptome von Autismus genau untersucht und erklärt. Hierzu gehören Störungen in der Kommunikation und der sozialen Interaktion, die in diesem Buch von verschiedenen Seiten betrachtet werden. Da es sich dabei um Ebenen des zwischenmenschlichen Kontaktes handelt, die normalerweise im Bewusstsein nicht sehr präsent sind, sind diese Bereiche für nicht betroffene Menschen besonders schwer zu verstehen und nachzuvollziehen.
Mit diesem Buch wird ein tiefergehendes Verständnis für die Autismus-Spektrum-Störung ermöglicht.
80 Seiten, kartoniert, mit zahlreichen farbigen Abbildungen,
ISBN 978-3-86059-275-5